reinhardt

Ines Fuchs

Früher Kindsverlust und Folgeschwangerschaft

Psychotherapie und psychologische Begleitung

Mit Informationsblättern, Checklisten und Anleitungen für Therapie und Beratung

Ernst Reinhardt Verlag München

Dipl.-Psych. *Ines Fuchs* ist als psychologische Psychotherapeutin (Verhaltenstherapie) in einer Akutklinik für Psychiatrie, Psychosomatik und Psychotherapie in Bad Säckingen tätig. Ihr erstes Kind starb kurz nach der Geburt.

Bibliografische Information der Deutschen Nationalbibliothek

Die Deutsche Nationalbibliothek verzeichnet diese Publikation in der Deutschen Nationalbibliografie; detaillierte bibliografische Daten sind im Internet über <http://dnb.d-nb.de> abrufbar.
ISBN 978-3-497-03015-6 (Print)
ISBN 978-3-497-61470-7 (PDF-E-Book)
ISBN 978-3-497-61471-4 (EPUB)

Printed in EU
Covermotiv: © elen31 – stock.adobe.com
Satz: JÖRG KALIES – Satz, Layout, Grafik & Druck, Unterumbach

Ernst Reinhardt Verlag, Kemnatenstr. 46, D-80639 München
Net: www.reinhardt-verlag.de E-Mail: info@reinhardt-verlag.de

Inhalt

Das Online-Material zum Buch können Sie auf der Homepage des Ernst Reinhardt Verlags unter https://www.reinhardt-verlag.de herunterladen. Auf der Homepage geben Sie den Buchtitel oder die ISBN in der Suchleiste ein. Auf der Internetseite zum Buch finden Sie das passwortgeschützte Online-Material unter den Produktanhängen. Das Passwort zum Öffnen der Dateien finden Sie im Buch auf Seite 116.

Vorwort

In Deutschland wurden 2019 mehr als 3.000 Kinder tot geboren, etwa 1.700 weitere starben im ersten Lebensmonat (Statistisches Bundesamt 2020). Hinzu kommt eine unbekannte Anzahl früher Fehlgeburten.

Die Belastung der betroffenen Eltern, die einen gewichtigen Teil ihrer geplanten Zukunft verlieren, ist enorm und erhöht deutlich die Wahrscheinlichkeit für die Entwicklung psychischer Störungen. Dies zu thematisieren fällt schwer. Denn der Tod an sich und besonders der Tod von Kindern wird nach wie vor tabuisiert. In einer als immer kontrollierbarer erlebten Welt werden Zeugung, Schwangerschaft und Geburt – fehleranfällige Prozesse, die ein Wunder bleiben – oft gut geplant und durchorganisiert. Ein „Scheitern" stellt einen starken Stressor dar. Dass Kinder auch in der Schwangerschaft, bei der Geburt oder im Säuglingsalter sterben können, wird in der Gesellschaft und im medizinischen System meist ausgespart. Tritt dieser Fall dann ein, sehen sich betroffene Eltern zum Teil mit verständnisvoller Unterstützung, zum Teil aber auch mit überforderten und unsensiblen Reaktionen konfrontiert.

Mittlerweile existieren eine Anzahl von Ratgebern für Betroffene sowie Empfehlungen für Kliniken, Seelsorger und Bestatter, die in überwiegender Mehrheit durch betroffene Eltern initiiert wurden. Allerdings beschränken sich die Empfehlungen für Fachleute v.a. auf die Zeit vor, während und kurz nach dem Kindsverlust (z. B. Möglichkeiten, das Kind anzusehen und zu fotografieren, Trauerrituale, Gestaltung der Bestattung), ohne auf die längerfristige psychologische bzw. psychotherapeutische Betreuung bei Komplikationen in der seelischen Gesundung und insbesondere bei einer erneuten Schwangerschaft („Folgeschwangerschaft") einzugehen. Als psychologische Psychotherapeutin und betroffene Mutter sehe ich hier angesichts der Häufigkeit und der Auswirkungen eines solchen Verlustes großen Bedarf.

Dieses Buch richtet sich an Fachpersonen, die betroffene Frauen (und deren Partner) nach dem Verlusterlebnis oder in der Folgeschwangerschaft betreuen, insbesondere psychologische und ärztliche PsychotherapeutInnen sowie Angehörige anderer psychosozialer Berufe. Auch interessierte GynäkologInnen, Hausärzte und Hausärztinnen sowie Hebammen können hier wertvolle Anregungen erhalten.

Die betroffenen Paare sind vulnerabler für die Entwicklung psychischer Störungen (u. a. Depression, Anpassungsstörung, Angststörung, Zwangsstörung, PTBS) und können prinzipiell störungsspezifisch behandelt werden. Jedoch gibt es eine Vielzahl an für diese Lebenssituation sehr spezifischen Komplikationen, die in diesem Buch näher ausgeführt werden, z. B.:

- unterdrückte Trauerreaktion – kann durch ungünstige Reaktionen des Umfelds unterstützt werden, etwa Tabuisierung des Geschehens, „Trösten“ der Eltern oder Kleinreden der elterlichen Trauer
- persistierende Vorwürfe und Schuldgefühle
- Neid auf Schwangere und junge Eltern
- Partnerschaftskonflikte durch unterschiedliche Arten zu trauern
- im Falle einer erneuten Schwangerschaft: Herauszögerung der emotionalen Bindung an den Fötus oder das Neugeborene aus Selbstschutz für den Fall eines erneuten, als subjektiv wahrscheinlich erlebten Verlustes
- Verlust des Vertrauens in einen günstigen Schwangerschaftsverlauf
- exzessive Inanspruchnahme ärztlicher apparativer Diagnostik, der meist nur eine kurze Beruhigung folgt
- Unsicherheit, wie eigene Ängste und Bedürfnisse dem medizinischen Fachpersonal gegenüber angemessen kommuniziert werden können
- verzögert auftretende Trauerreaktion in der Folgeschwangerschaft oder nach der Geburt des Folgekindes erschwert die Bindung zum Kind und löst wiederum Schuldgefühle aus
- ausgeprägte Ängste um die Gesundheit des Neugeborenen mit entsprechendem Kontrollbedürfnis und Überbehütung
- unbewältigter Verlust kann langfristig die Morbidität der gesamten Familie beeinflussen

Das vorliegende Buch thematisiert diese spezifischen Problembereiche und unterbreitet Vorschläge zur Intervention. Die bislang eher rar gesäten Studien zur Behandlung von Eltern nach einem frühen Kindsverlust werden zusammengefasst und daraus Behandlungsgrundsätze abgeleitet, die wiederum als Basis für die hier vorgeschlagenen Interventionen dienen. Zusätzlich werden weitere Behandlungsbausteine für die spezifischen Problembereiche früh verwaister Eltern beschrieben. Diese Behandlungsbausteine basieren zum Großteil auf anerkanntem Wissen aus der kognitiven Verhaltenstherapie zu den Themen Trauer, Depression, Angst und Trauma. Die Bausteine wurden durch persönliche und berufliche Erfahrungen und durch fachlichen Austausch mit anderen PsychotherapeutInnen auf den Bereich Kindsverlust adaptiert. Zusätzlich werden interpersonelle Aspekte (u. a. partnerschaftliche Herausforderungen und die Kommunikation mit lebenden Geschwisterkindern) thematisiert. Des Weiteren werden für eine Folgeschwangerschaft nach einem frühen Kindsverlust typische Schwierigkeiten benannt und Strategien und spezifische Unterstützungsmöglichkeiten beschrieben.

Es handelt sich hierbei um erste Ansätze zur Begleitung betroffener Familien, für die bisher größtenteils keine Evaluation stattfand. Dies gilt insbesondere für das in der Literatur besonders vernachlässigte Thema der Folgeschwangerschaft und die bevorstehende Geburt eines Regenbogenbabys (dem Folgekind nach Verlust). Die Entwicklung weiterer Maßnahmen und die empirische Evaluierung dieser stellt ein noch sehr offenes und sinnhaftes Forschungsthema dar, das hoffentlich künftig noch mehr Beachtung finden wird.

Um Ihnen einen besseren Einblick in die Lebens- und Gefühlswelt der Betroffenen zu geben, werden zahlreiche Aspekte durch Zitate verdeutlicht. Diese entstammen dem persönlichen und fachlichen Umfeld der Autorin sowie Darstellungen in entsprechenden Internetforen zum Thema. Die Zitate sind so verfremdet, dass kein Rückschluss auf die betreffenden Personen möglich ist.

Da es nach dem frühen Verlust des Kindes und im Rahmen der Folgeschwangerschaft meist die Mütter sind, die fachliche Unterstützung in Anspruch nehmen, ist im Buch meistens von Patientinnen und Klientinnen die Rede. Die Anregungen können aber ebenfalls für die Partner der verwaisten Mütter adaptiert werden. Wenn Paarbeziehungen thematisiert werden, wird aus Gründen der Lesbarkeit von heterosexuellen Partnerschaften ausgegangen. Homosexuelle Paare sind natürlich genauso miteingeschlossen. Bei der Nennung der BehandlerInnen wird aus Gründen der Lesbarkeit größtenteils die weibliche Form verwendet. Auch hier sind männliche Behandler miteingeschlossen.

1 Theoretische Grundlagen und Forschungsstand

1.1 Definitionen

Fehlgeburt

DEFINITION

Eine Fehlgeburt oder ein Abort ist ein ungewollter Schwangerschaftsverlust, bei dem das Gewicht des Embryos nicht mehr als 500g beträgt. Dies entspricht meist einem Gestationsalter (Schwangerschaftsdauer) von bis zu 22 Schwangerschaftswochen. Eine Fehlgeburt bis zur 14. vollendeten Schwangerschaftswoche wird in der Regel als Frühabort, eine Fehlgeburt nach der 14. Woche als Spätabort bezeichnet. Bei mindestens zwei aufeinander folgenden Fehlgeburten handelt sich um rezidivierende bzw. rekurrente Aborte, ab drei aufeinander folgenden Fehlgeburten um habituelle Aborte. Wenn der Embryo nicht von alleine abgeht, muss eine Kürettage (Ausschabung) durchgeführt werden. Bei späten Fehlgeburten ist, abhängig von der Größe des Fötus, eine Geburtseinleitung nötig (Bergner 2012).

Epidemiologie: Zwischen 10 und 25% aller klinisch nachgewiesenen Schwangerschaften enden in einer Fehlgeburt (Bergner 2012). Frühaborte bis zur 12. Schwangerschaftswoche sind mit einer Prävalenz von 80% aller Fehlgeburten deutlich häufiger als Spätaborte. Rezidivierende Aborte (3% aller Schwangerschaften) und drei aufeinanderfolgende Aborte (0,4 – 1,0%) sind weitaus seltener anzutreffen. Sehr frühe Spontanaborte sind sehr häufig und werden oft nicht bemerkt, wenn nicht frühzeitig ein Schwangerschaftstest durchgeführt wird (Bergner 2012).

Ätiologie und Pathogenese: Während Frühaborte häufig chromosomale, endokrine oder immunologische Ursachen haben, sind bei Spätaborten häufiger uterine oder zervikale Ursachen (z. B. uterine Fehlbildungen und Zervixinsuffizienz) festzustellen. Im Einzelfall bleiben die Ursachen von rezidivierenden und habituellen Aborten nach wie vor noch ungeklärt. Das Abortrisiko steigt mit zunehmendem mütterlichen Alter. Psychosoziale Ursachen wie belastende Lebensereignisse und geringe Partnerschaftsqualität werden als Risikofaktoren diskutiert (Bergner 2012).

Prognose: Das Risiko, nach einem einzelnen Spontanabort einen folgenden Fötus erneut zu verlieren (12 – 20%), ist ähnlich hoch wie das Abortrisiko bei einer Erstschwangerschaft. Nach zwei oder mehr aufeinanderfolgenden Aborten werden Spontanabortraten zwischen 20 und 35% berichtet, nach 3 aufeinanderfolgenden Aborten 36 – 47% und nach 4 erlittenen Fehlgeburten wird das Abortrisiko auf ca. 54% geschätzt (Bergner 2012).

Psychosomatische Aspekte: Die Trauerreaktionen nach Fehlgeburten variieren stark hinsichtlich ihrer Ausprägung. Folgende Symptome können u. a. bei betroffenen Frauen beobachtet werden und klingen in der Regel innerhalb eines Jahres ab: Hilflosigkeit, Grübeleien, Selbstvorwürfe, Zweifel an der Zeugungsfähigkeit und Erschöpfungszustände. Etwa ein Fünftel aller betroffenen Frauen entwickelt nach der Fehlgeburt eine pathologische Trauerreaktion. Die Auftretenshäufigkeit für klinisch bedeutsame depressive Symptome nach Fehlgeburten liegt zwischen 10 und 33%. Klinisch bedeutsame Angstsymptome treten mit einer Häufigkeit zwischen 21 und 43% auf. Bereits bei Schwangeren mit Fehlgeburtsanamnese im ersten Schwangerschaftsdrittel (Trimenon) sind deutlich stärker ausgeprägte schwangerschaftsbezogene Ängste zu beobachten (Bergner 2012).

Auffällige Pränataldiagnostik

DEFINITION

Die Pränataldiagnostik ist die Untersuchung eines Embryos im Mutterleib, um morphologische, strukturelle, funktionelle, chromosomale oder molekulare embryonale Fehlbildungen zu diagnostizieren (Kowalcek 2012a). Es gibt Untersuchungen, die für den Embryo nicht invasiv sind, etwa das Ersttrimesterscreening – hier wird u. a. unter Einbezug des mütterlichen Alters, diverser sonografischer Messwerte und einer mütterlichen Blutuntersuchung das Risiko für Trisomie 13, 18 und 21 geschätzt (Eiben et al. 2011) – oder die Feindiagnostik – eine ausführliche Ultraschalluntersuchung, die auf Wunsch der Eltern zwischen der 19. und 22. Schwangerschaftswoche durchgeführt werden kann. Zudem gibt es Methoden, die für den Embryo invasiv sind, etwa Chorionzottenbiopsie (Plazentapunktion), Amniozentese (Fruchtblasenpunktion) oder Chordozentese (Nabelschnurpunktion). Invasive Methoden können eine Fehlgeburt auslösen (Kowalcek 2012a). Bei einer Plazentapunktion betrifft dies etwa 0,5–2% der Frauen, bei einer Fruchtblasenpunktion etwa 0,5% und bei einer Nabelschnurpunktion etwa 1–3% (Bundeszentrale für gesundheitliche Aufklärung 2020a).

Epidemiologie: Mit schwerwiegenden kongenitalen (aufgrund einer Erbanlage vorhandenen) Defekten muss bei 3 – 5% der Geburten gerechnet werden. Einer Schwangeren mit einem spezifisch erhöhten Risiko, ein schwer erkranktes oder behindertes Kind zu bekommen, wird eine weiterführende pränatale Diagnostik empfohlen. Mögliche Indikationen hierfür können sein: mütterliches Alter über 35 Jahre, erhöhtes familiäres genetisches Risiko, Diabetes mellitus und/ oder eine vorausgegangene Schwangerschaft mit einem Entwicklungsdefekt). Mittlerweile lässt die Mehrheit der Schwangeren außer den drei vorgesehenen Ultraschalluntersuchungen weitergehende pränataldiagnostische Untersuchungen durchführen (Kowalcek 2012a).

Rechtliche Aspekte: Jede Pränataldiagnostik erfordert laut dem Gendiagnostikgesetz vor der Durchführung eine Beratung inklusive Aufklärung über das „Recht auf Nichtwissen".

Die Ärztin, die einen auffälligen Befund mitteilt, hat unter anderem folgende Pflichten: verständliche Mitteilung des Befundes und ergebnisoffene Aufklärung über medizinische und psychosoziale Aspekte, Hinzuziehen von Kollegen mit Erfahrung mit der Betreuung von Kindern mit der diagnostizierten Gesundheitsschädigung, Aushändigung des Informationsmaterials der Bundeszentrale für gesundheitliche Aufklärung, Hinweis auf den Anspruch auf psychosoziale Beratung sowie Vermittlung einer Beratung und Kontakt zu Selbsthilfegruppen nach Einverständnis der Schwangeren (Kowalcek 2012a). Zum Stand 2020 werden von den deutschen gesetzlichen Krankenkassen die Kosten für drei Basis-Ultraschalluntersuchungen sowie die daraufhin ggf. nötige Abklärung dort entdeckter Auffälligkeiten übernommen. Weitergehende Diagnostik muss die Patientin in der Regel selbst tragen, wenn keine medizinische Begründung vorliegt.

Schwangerschaftsabbruch nach medizinischer Indikation

DEFINITION

Der Abbruch der Schwangerschaft nach medizinischer Indikation ist nicht rechtswidrig, wenn die Gefahr einer schwerwiegenden Beeinträchtigung des körperlichen oder seelischen Gesundheitszustandes der Mutter besteht (dies kann auch bei einer Behinderung des Kindes der Fall sein). Wenn diagnostiziert wird, dass ein Baby nach der Geburt aufgrund einer Krankheit oder Entwicklungsstörung ohne externe Maßnahmen nicht überlebensfähig wäre, ist ein Abort ebenfalls straffrei. Bis zu einem Schwangerschaftsalter von 12–14 Wochen kann ein instrumenteller Abbruch (Ausräumung des Uterus unter Narkose) durchgeführt werden. Ab dem zweiten Trimenon werden medikamentös Wehen eingeleitet. In manchen Fällen geht dem ein Fetozid (Tötung des Fötus) durch eine Natriumchloridinjektion ins fetale Herz voran. Die Komplikationsrate nach einer Abortinduktion ist vergleichbar mit der normaler Geburten (Kersting 2012).

Epidemiologie: 2019 wurden beim statistischen Bundesamt 100.893 Schwangerschaftsabbrüche gemeldet. 3.875 (3,8%) davon erfolgten aufgrund medizinischer Indikation (Statistisches Bundesamt 2020). Verschiedene Medien berichten, dass z. B. nach der Diagnose Trisomie 21 schätzungsweise 9 von 10 Schwangeren eine Abtreibung vornehmen lassen (ÄrzteZeitung 2017, Stein 2015), belastbare Zahlen gibt es hierzu jedoch nicht.

Rechtliche Aspekte: Schwangerschaftsabbrüche sind nach Paragraf § 218 Strafgesetzbuch (StGB) grundsätzlich rechtswidrig, bleiben aber unter bestimmten Bedingungen straffrei, z. B. im Falle einer medizinischen oder auch kriminologischen Indikation (z. B. nach sexuellem Missbrauch). Ebenso straffrei sind Abbrüche einer Schwangerschaft in den ersten 12 Wochen nach Empfängnis, die unter die so genannte Beratungsregelung fallen (Ausstellung eines Beratungsscheins durch Schwangerenkonfliktberatung und weitere Voraussetzungen) (Bundeszentrale für gesundheitliche Aufklärung 2020b). Die Durchführung eines Schwangerschaftsabbruchs nach medizinischer Indikation ist über die gesamte Schwangerschaft hinweg straffrei möglich. Ein Abbruch darf nicht von der Ärztin vorgenommen werden, die die Indikation gestellt hat (Bundeszentrale für gesundheitliche Aufklärung 2020b). Ein Abbruch darf nicht vor Ablauf einer Bedenkzeit von drei Tagen nach Mitteilung der Diagnose bzw. der verpflichtenden Beratung zu medizinischen und psychischen Aspekten erfolgen (Kersting 2012). Ab einem Gewicht des Fötus von 500g oder einem Abbruch ab der 24. Schwangerschaftswoche kommt das Mutterschutzgesetz zur Anwendung (regelt u.a. Schutzfristen und Zahlung von Mutterschaftsgeld nach der Entbindung). Sind diese Grenzwerte nicht erreicht, wird die Patientin in der Regel krankgeschrieben (Bundesministerium für Familie, Senioren, Frauen und Jugend 2020).

Psychische Aspekte: Wird, für das Paar meist erwartungswidrig, ein positiver Befund bei der Pränataldiagnostik aufgezeigt, kann es unmittelbar zu Reaktionen wie Angst, Stress, Verzweiflung und Verleugnung kommen. Die Denk-, Wahrnehmungs- und Empfindungsfähigkeit kann dadurch herabgesetzt sein, was bei der Entscheidung für oder gegen einen Schwangerschaftsabbruch berücksichtigt werden muss. Die Mehrzahl der Frauen empfindet eine Ambivalenz: Einerseits wollen die Frauen ihre Schwangerschaft und ihr Kind schützen, andererseits stehen sie vor der Entscheidung, die Schwangerschaft möglicherweise abzubrechen. Die Diagnose, dass das Kind nicht lebensfähig ist und bereits im Mutterleib oder kurz nach der Geburt sterben wird, stellt die Eltern vor eine besonders schwierige Entscheidung. Das Kind in jedem Fall auszutragen, ist eine emotionale Herausforderung und erfordert meist eine gravierende Umstellung der Lebensplanung, wie Erfahrungen mit Eltern stark beeinträchtigter Kinder zeigen (Kersting 2012).

In einer Studie zeigten Patientinnen, die sich für einen Abbruch entschieden, 4 Monate danach zu 46% ein Posttraumatisches Belastungssyndrom, abnehmend auf 16% nach 16 Monaten. Ein vergleichbarer Verlauf findet sich bei der depressiven Verstimmung (28% nach 4 Monaten, 13% nach 16 Monaten). Prädiktoren für eine negative psychische Befindlichkeit nach 16 Monaten waren eine negative Befindlichkeit nach 4 Monaten, Zweifel an der Entscheidung, mangelnde Unterstützung durch den Partner sowie ein fortgeschrittenes Gestationsalter. 2–7 Jahre nach einem Abbruch gab die Mehrheit der Frauen (85%) trotz starker emotionaler Belastung an, sich in einer Wiederholungssituation wieder ähnlich zu entscheiden (Kersting 2012).

Totgeburt, stille Geburt und perinataler Kindstod

DEFINITION

Totgeburten oder stille Geburten sind Babys, die mit einem Gewicht von 500g oder mehr versterben oder Babys, die nach der 24. Schwangerschaftswoche versterben. Der Begriff perinatal verstorbene Kinder schließt Totgeburten sowie alle innerhalb von sieben Lebenstagen verstorbenen Neugeborenen ein. Ein Kind gilt als Lebendgeburt, wenn kurz nach der Geburt ein Herzschlag vorgelegen hat, die Nabelschnur pulsiert hat oder die natürliche Lungenatmung eingesetzt hat (Kowalcek 2012b).

Rechtliche Aspekte: In allen Bundesländern mit Ausnahme von Bremen besteht für alle Babys jeglichen Alters ein Rechtsanspruch auf Bestattung im Sinne eines Bestattungs*rechts*; in Bremen besteht dieses erst ab der zwölften Schwangerschaftswoche. Eine Bestattungs*pflicht* besteht in den meisten Bundesländern ab einem Gewicht von 500g, in einigen ab 1000g, während das Baby in Nordrhein-Westfalen nicht bestattet werden muss, wenn die Eltern dies nicht wünschen (Aeternitas e.V. Sternenkinder 2020). Bei einer Totgeburt hat die Mutter laut Mutterschutzgesetz einen Anspruch auf drei Monate Mutterschutz. Falls sie vorzeitig wieder ihre Beschäftigung aufnehmen möchte, benötigt sie eine ärztliche Unbedenklichkeitsbescheiningung. Bei einer Fehlgeburt wird die Mutter krankgeschrieben (Kowalcek 2012b). Die Dauer der Krankschreibung ist abhängig von der Schwangerschaftsdauer, der Art des Eingriffes und seiner medizinischen und psychischen Folgen, der Einschätzung der Ärztin und der Wünsche der Frau.

Epidemiologie: Die perinatale Mortalitätsrate in Deutschland lag im Jahr 2019 bei 0,5% (Kowalcek 2012b).

Ätiologie und Pathogenese: Die wesentlichen direkten Todesursachen für perinatalen Kindstod sind angeborene Fehlbildungen, niedriges Geburtsgewicht, Unreife sowie Hypoxie (Sauerstoffmangel) und Atemstörungen. Für einen Teil der Todesfälle besteht keine unmittelbare medizinische Todesursache. Das Risiko erhöht sich, wenn die Mutter einen BMI von <18 hat (perinatale Mortalität 14% höher als bei normalgewichtigen Frauen) oder einen BMI von >35 (perinatale Mortalität fast doppelt so hoch), wenn die Mutter raucht oder wenn eine Mehrlingsschwangerschaft vorliegt (Zwillinge haben eine fünfmal so hohe perinatale Mortalität, Drillinge eine zehnmal so hohe wie Einlinge) (Kowalcek 2012b).

Psychische Aspekte: Der perinatale Tod eines Kindes wird als ein sehr stressbelastetes Lebensereignis im Erwachsenenalter bewertet. Die Trauerreaktion ist anderen nahen Verlusten vergleichbar. Väter und Mütter zeigen die gleichen Symptome, in der Regel leiden die Mütter ausgeprägter unter dem Verlust des erwarteten äußeren Babys („Outside-Baby") und des Babys im Bauch („Inside-Baby"). Zusätzlich können geschlechtsspezifische Unterschiede in der Verarbeitung zu negativen Auswirkungen in der Paarbeziehung führen. Eine Verarbeitung kann erschwert werden durch eine als unzureichend empfundene soziale Unterstützung (der Verlust bleibt für das Umfeld häufig unsichtbar), traumatische Umstände des Todes, problematische Beziehungen in der Familie, das Auftreten anderer Lebenskrisen oder Schwierigkeiten bei der Bewältigung vergangener Lebenskrisen (Kowalcek 2012b).

Prognose: Es gibt einige Hinweise darauf, dass im ersten Jahr nach dem perinatalen Kindstod eine Verzögerung der Konzeption wahrscheinlich ist. Eine fehlende medizinische Erklärung für den Tod führt zur Suche nach Schuld und Verantwortung bei der eigenen Person und die Angst entwickelt sich, überhaupt ein Kind gebären zu können (Kowalcek 2012b).

1.2 Psychosoziale Folgen von frühem Kindsverlust

Frühe Kindsverluste haben starken Einfluss auf die psychische und körperliche Gesundheit der Eltern sowie auf diverse psychosoziale Faktoren. Eine anschließende Folgeschwangerschaft kann durch ein ausgeprägtes Stresserleben risikobehafteter sein.

Psychische Folgen: Eltern, die ihr Kind verloren haben, trauern intensiv um ihr Kind. Laut Wagner (2013) unterscheidet sich eine normale Trauerreaktion von einer komplizierten Trauerreaktion in den Punkten Intensität, Qualität und Dauer, Hauptsymptome stellen Trennungsstress, Vermeidungsverhalten, Intrusionen, Wut, Traurigkeit und Einsamkeit sowie Schock dar. Kersting und Wagner (2012) fassen die Studienlage zum Thema perinatale Verluste und deren Auswirkungen auf komplizierte Trauer zusammen. Symptome wie Unglaube, Zorn, Depression und Sehnsucht waren sechs Monate nach Verlust am ausgeprägtesten und sanken in den folgenden sechs Monaten. Zwei Jahre nach dem Verlust zeigten immer noch 59% der Betroffenen diese Symptome komplizierter Trauer. Trotzdem erhalten nur wenige Frauen nach dem Schwangerschaftsverlust routinemäßig psychologische Unterstützung. Grundsätzlich unterscheidet sich Trauer nach perinatalen Verlusten nicht von anderen Verlusten. Es können laut Kersting und Wagner (2012) folgende Spezifika auftreten:

- häufiges Auftreten von Schuldgefühlen
- bei Frauen das Gefühl, dass ihr Körper sie im Stich gelassen habe; Verunsicherung in ihrer Weiblichkeit
- bei frühen Verlusten keine ausreichenden Abschiedsrituale
- fehlende Anerkennung des Verlustes durch das Umfeld (vor allem bei frühen Verlusten)

Kersting und Wagner (2012) identifizierten folgende Einflussfaktoren auf komplizierte Trauer in der Literatur:

Protektive Faktoren:
- soziale Unterstützung
- Eingebundenheit in eine religiöse Gemeinschaft
- lebende Kinder
- Abschiedsrituale

Risikofaktoren:
- geringe Unterstützung durch den Partner
- Neurotizismus
- Schuldgefühle
- depressive Episode in der Vorgeschichte
- Ambivalenz gegenüber der Schwangerschaft
- ungeplante Schwangerschaft
- Schwangerschaftsabbruch bei fetalen Auffälligkeiten
- wiederholte Schwangerschaftsverluste

Kein Zusammenhang wurde gefunden für:
- mütterliches Alter
- Familienstand
- Beruf

Widersprüchliche Ergebnisse gab es für:
- Gestationsalter
- Ansehen des Kindes im Ultraschall
- Ansehen und Halten des toten Babys

In ihrer Übersichtsarbeit weisen Kersting und Wagner (2012) auf die Wichtigkeit psychologischer Unterstützung zur Prävention einer komplizierten Trauerreaktion hin und verweisen auf die relativ kleine Anzahl randomisiert kontrollierter Studien zu entsprechenden therapeutischen Ansätzen.

Eine dänische Studie von Li et al. (2005) untersuchte die Gefahr einer Hospitalisierung nach einem Kindsverlust. Beim Tod eines Kindes unter 18 Jahren war das Risiko von Müttern, wegen einer psychiatrischen Erkrankung in einer Klinik behandelt zu werden, gegenüber vergleichbaren Müttern ohne Verlust eines Kindes um 78% erhöht. Die Untersuchung der Väter ergab ein um 38% erhöhtes Risiko. Kersting und Wagner (2012) merken an, dass Väter im Durchschnitt weniger intensiv zu trauern und andere Coping-Mechanismen zu nutzen scheinen als ihre Partnerinnen (Internalisieren und teilweise Verdrängen der Trauer, Fokus auf Ablenkung, häufigerer Alkoholmissbrauch). Dies kann ein Risiko für die Beziehung darstellen (Kersting/Wagner, 2012).

Soziale und ökonomische Auswirkungen: Zur Trennungswahrscheinlichkeit eines Paares nach einem Schwangerschaftsverlust wurde folgendes ermittelt (Shreffler et al. 2012): Frauen, die eine Fehlgeburt oder eine stille Geburt erlebt haben, haben eine höhere Wahrscheinlichkeit, geschieden zu sein oder geschieden zu werden, als Frauen ohne eine solche Verlusterfahrung. Diese Ergebnisse sind jedoch unter Vorbehalt zu betrachten, da für einen Teil der Daten unklar war, ob die Trennung vor oder nach dem Verlust stattfand und somit keine Aussage über die Wirkungsrichtung zulässig ist.

Ökonomisch betrachtet führt der Tod eines Kindes zu hohen direkten und indirekten Kosten für die betroffene Familie und die Gesellschaft (van den Berg et al. 2012, Fox et al. 2014, Heazell et al. 2016). Nach einem Schwangerschaftsverlust sind das Beerdigung, Gesundheitskosten in Folge des Verlustes und erhöhter Aufwand für die Betreuung der Folgeschwangerschaft. Falls kein weiteres Kind gezeugt wird, kommen die Kosten für die nicht genutzten Anschaffungen für das Baby hinzu, die oft substanziell sind. Durchschnittlich sinkt nach dem Tod eines Kindes das Familieneinkommen durch Krankschreibung, Arbeitszeitreduktion und geringere Produktivität erheblich. Dieser Trend setzt sich auch noch Jahre nach dem Ereignis fort. Diese Ergebnisse sprechen dafür, im Rahmen der Begleitung der Eltern die ökonomischen Rahmenbedingungen der Familie und deren Teilhabe am Arbeitsleben im Blick zu halten.

Für eine sehr umfangreiche und systematische Zusammenfassung weltweit veröffentlichter sowie unveröffentlichter Studien quantitativer und qualitativer Art kann der wissenschaftliche Artikel von Burden et al. 2016 zu Rate gezogen werden, der zum Stand 2020 im Internet frei verfügbar ist.

Psychische Merkmale von Folgeschwangeren

DeBackere et al. (2008) fassen die Studienlage von 1997 bis 2007 zum Thema elterliche Erfahrungen während Folgeschwangerschaften nach Verlusten zusammen. Die Autoren beschreiben erhöhte Raten von Angst und Depression für die werdenden Mütter und, zu einem geringeren Ausmaß, auch für die Väter. Dies ist insbesondere der Fall, wenn keine Ursachen für den Verlust gefunden wurden oder diese in der folgenden Schwangerschaft nicht ausreichend kontrolliert werden können. Einige Studien der Überblicksarbeit zeigen eine reduzierte Bindung eines Teils der Mütter an die neugeborenen Folgekinder. Möglicherweise ist das die Konsequenz davon, dass die Mütter während der Schwangerschaft eine Bindung zum Ungeborenen herauszögern, um sich emotional zu schützen.

Brier (2004) beschreibt in seinem Review, dass sich für Mütter nach Fehlgeburten Ängste verstärken und sich die Wahrscheinlichkeit erhöht, an einer Zwangsstörung oder einer Posttraumatischen Belastungsstörung (PTBS) zu erkranken.

Eine Studie berichtet, dass durch eine Folgeschwangerschaft die Trauer abnimmt (Lin & Lasker, 1996), während sie nach einer anderen Studie während der Folgeschwangerschaft erhalten bleibt bzw. eine neue Form der Trauer zum Vorschein kommt (O'Leary et al. 1998).

Hughes et al. (1999) untersuchten Depressions- und Angstsymptome im dritten Trimester der Folgeschwangerschaft. Frauen, für die mehr als ein Jahr zwischen Verlust und Folgeschwangerschaft verstrichen war, zeigten weniger Symptome im Vergleich zu Frauen, für die weniger als ein Jahr verstrichen war.

Hunsfield et al. (1997) wiesen für die Zeit nach der Geburt (Post Partum) für Mütter mit Verlusterfahrung erhöhte Werte für Ängstlichkeit, Stresserleben und Depression nach im Vergleich zu Müttern ohne Verlusterfahrung. Die Mütter mit Verlusterfahrung berichteten zusätzlich mehr Probleme mit ihrem Kind zu haben, was z. B. das Schrei-, Ess- und Schlafverhalten betrifft.

O'Leary (2004) thematisiert die Folgekinder selbst und deren Betrachtung in der Literatur. So gibt es das umstrittene „replacement child syndrome" – beispielweise wurde in älteren Generationen dem Folgekind noch gerne der Name des früh verstorbenen Geschwisterkindes gegeben. Das „vulnerable child syndrome" besagt, dass ein Folgekind von der ängstlichen Mutter überprotektiv umsorgt wird. In positiver Hinsicht ist laut O'Leary (2004) zu berichten, dass es im Schnitt nach der Geburt des Folgekindes zu einer Reduktion elterlicher Trauer und einer größeren Akzeptanz des Verlustes kommt, und dass sich Depressionen und Schuldgefühle reduzieren.

In einer qualitativen Studie nehmen sich O'Leary und Thorwick (2006) der vernachlässigten Perspektive von Vätern in der Folgeschwangerschaft an. Die zehn befragten Männer berichteten von Schwierigkeiten in ihrem Alltag aufgrund ihrer Belastung und aufgrund ihres Unvermögens, ihre Ängste mit ihren Partnerinnen zu teilen, da sie ihr Partnerinnen schützen wollten und stark erscheinen wollten. Letzteres hinderte die Männer außerdem am Aufsuchen von Hilfe. O'Leary und Thorwick (2006) sprechen sich für bessere Strategien zum Erfassen des Hilfebedarfes betroffener Väter und den Ausbau entsprechender Maßnahmen aus.

Körperliche Merkmale von Folgeschwangeren

In der Studie von Ofir et al. (2013) erfolgten fast alle wiederholten stillen Geburten vor der 37. Schwangerschaftswoche. Grundsätzlich erlebten Frauen, die bereits eine Fehlgeburt erlitten hatten, signifikant häufiger eine stille Geburt als Frauen mit einer zuvor unauffälligen Schwangerschaft (6,8% vs. 0,3%). Die Neugeborenen der Mütter mit Verlusterfahrung wurden früher geboren und hatten ein niedrigeres Geburtsgewicht, was zumindest zum Teil durch die extrem hohe Rate an Einleitungen erklärt werden kann. Diese waren nicht ausschließlich medizinisch indiziert, sondern waren zu einem guten Teil durch Ängste der Schwangeren und der behandelnden Ärzte begründet.

Dies deckt sich mit einer australischen Studie, in der 93% der Gynäkologen angaben, im Falle einer nicht erklärbaren stillen Geburt in der Anamnese eine frühere Einleitung auch ohne besondere Indikation zu empfehlen (Robson et al. 2006).

Bei Ofir et al. (2013) zeigte sich – neben der erhöhten Rate an Totgeburten, sicherlich die gefürchtetste Komplikation – für die Gruppe Folgeschwangerer nach Kindsverlust im Vergleich zu Schwangeren ohne Kindsverlust doppelt so häufig Schwangerschaftsdiabetes und viermal so häufig hypertensive Komplikationen, Plazentaablösungen traten siebenmal häufiger auf.

Belastete Schwangerschaften

Junge-Hoffmeister et al. (2012) geben eine übersichtliche Zusammenfassung zu den Zusammenhängen zwischen Angst, Depression und/oder Stress im psychopathologischen Sinne während der Schwangerschaft und körperlichen Komplikationen, die in der Literatur beschrieben werden. Die Assoziationen werden über physiologische und endokrine Vorgänge vermittelt (Stichworte sind hier

u. a. die chronische Aktivierung des Sympathikus und der Hypothalamus-Hypophysen-Nebennierenrinden-Achse). Im Zusammenhang mit dem unmittelbaren Geburtsgeschehen wird angenommen, dass Stress zu einer muskulären Verspannung und mutmaßlich auch zu einer Wehenhemmung führt, die in Form eines Teufelskreises ein operatives Eingreifen wahrscheinlicher macht.

Die Ergebnisse von Junge-Hoffmeister et al. (2012) beziehen sich generell auf belastete Schwangerschaften, nicht speziell auf Folgeschwangerschaften nach Kindsverlust. Da es sich bei einem Kindsverlust jedoch um eines der gravierendsten kritischen Lebensereignisse im Erwachsenenalter handelt, das deutliche Belastungsreaktionen verursacht, könnten diese Erkenntnisse auch auf sehr belastete Folgeschwangerschaften übertragen werden.

Laut Junge-Hoffmeister et al. (2012) treten im Zusammenhang mit psychischen Erkrankungen in der Schwangerschaft folgende körperlichen Komplikationen häufiger auf:

- häufigere und/oder länger andauernde Übelkeit und Erbrechen
- häufigere Krankschreibungen/häufigere Arztbesuche
- erhöhtes Risiko für Präeklampsie (Schwangerschaftsvergiftung)
- häufigere Extrauterinschwangerschaften und Spontanaborte

Im Zusammenhang mit Geburten kommt es bei psychisch Erkrankten häufiger zu diesen körperlichen Komplikationen (Junge-Hoffmeister et al. 2012):

- geringeres Geburtsgewicht
- erhöhtes Frühgeburtenrisiko
- verlängerte Geburtsdauer
- häufigere Nutzung einer Periduralanästhesie bzw. vermehrte Schmerzmittelgabe
- häufiger geplanter Kaiserschnitt
- häufiger operative vaginale Entbindungsmethoden (Zangengeburt, Saugglocke)
- häufiger Notkaiserschnitt
- geringere 5 Minuten-APGAR-Werte (der APGAR-Test dient der Beurteilung der postnatalen Adaption des Neugeborenen an das extrauterine Leben, u. a. durch Scoring der Atmung und der Muskelreflexe)
- häufigere Notwendigkeit einer Neugeborenen-Intensivtherapie
- Neuralrohrdefekte und andere angeborene Fehlbildungen nach massiver Stressexposition im 1. Trimenon

Ebenso fassen Junge-Hoffmeister et al. (2012) die Forschungsergebnisse zu kindlichen kognitiven, emotionalen und verhaltensbezogenen Auffälligkeiten zusammen, die im Zusammenhang mit mütterlicher pränataler Psychopathologie bzw. Stressbelastung stehen. Diese Auffälligkeiten stellen vermutlich wiederum einen Prädiktor für psychische Störungen im Kindesalter dar:

- Defizite in der motorischen Reaktion
- Defizite in der frühkindlichen mentalen Entwicklung
- Defizite in Aufmerksamkeit und Reaktivität
- veränderte Schlaf-Wach-Zustandsregulation
- vermehrtes Schreien und häufigere Verhaltenswechsel
- verstärkte beobachtbare Stressreaktion bei Säuglingen in neuartigen Situationen

Die oben dargestellten Zusammenhänge verdeutlichen sehr eindrücklich, welchen Stellenwert eine Reduktion des Stresserlebens in der Folgeschwangerschaft durch eine rechtzeitige und passende psychosoziale Begleitung betroffener Frauen hat.

1.3 Therapieansätze

Es existieren bis dato zahlreiche Trauerinterventionen, aber nur wenige, die sich speziell an Eltern nach einem frühen Kindsverlust richten. Im Rahmen der Sichtung der Literatur und einer ausführlichen Stichwortsuche konnte nur eine deskriptive Arbeit zur psychosozialen Begleitung speziell von *Folgeschwangerschaften* nach Verlust gefunden werden.

Allgemeine Trauerinterventionen

Neimeyer und Currier (2009) untersuchten in einer Metaanalyse die Effektivität von 61 Trauerinterventionen. Sie fanden insbesondere für Maßnahmen, die sich wenig differenziert an alle von einem Verlust betroffenen Probanden richteten, keine oder nur kleine Effekte. Bei Probanden mit ausgeprägteren Symptomen und dem Wunsch nach Hilfe wurden größere Effektstärken gefunden. Die Effektivität der Maßnahmen war nicht abhängig von der Zeit, die nach dem Verlust vergangen war, was dafür spricht, dass Maßnahmen auch noch nach längerer Zeit greifen können, so lange ein deutlicher Leidensdruck und Offenheit für eine Behandlung besteht.

Shear et al. (2005) stellten ein vergleichsweise überdurchschnittlich effektives Therapieprogramm bei komplizierter Trauer (Complicated Grief Therapy, CGT) vor, das auf dem Dualen Prozessmodell der Trauer von Stroebe und Schut (1999) basiert und sich alternierend dem Verlust und der Anpassung an ein Leben ohne die verstorbene Person zuwendet. CGT zeigte sich deutlich effektiver als die Kontrollbedingung (Interpersonelle Psychotherapie, IPT), wobei trotzdem nur 51% der Probanden auf CGT ansprachen (vs. 28% in der IPT-Bedingung).

Thieleman et al. (2014) entwickelten einen eigenen, achtsamkeitsbasierten Ansatz zur Behandlung von Verlusten, ATTEND. Dieser reduzierte signifikant Depressions-, Trauma- und Angstsymptome nach durchschnittlich knapp unter 15 Stunden therapeutischer Begleitung. Der Ansatz beinhaltet grob folgende Aspekte, von denen sich viele auf die therapeutische Haltung der therapeutisch tätigen Person beziehen:

Attunement: Achtsamkeitsübungen in den Sitzungen (z. B. wertungsfreies Wahrnehmen von Gefühlen, ggf. Meditation), ebenso eigenes Üben der Therapeutin in Achtsamkeit

Trust: aktives Zuhören, Validierung

Therapeutic Touch: z. B. Berührung des Handrückens der Klientin, wenn angemessen

Egalitarism: Demut vor den nicht beantwortbaren Fragen, die sich uns angesichts eines traumatischen Todes stellen

Nuance: Berücksichtigung des Individuums, der Kultur und des Kontextes. Es erfolgt ein individualisiertes statt ein manualisiertes Vorgehen

Death education: Psychoedukation zum Thema Tod und Sterben

Achtsamkeit soll die Toleranz intensiver Emotionen erhöhen und Vermeidung auf Patienten- und Therapeutenseite reduzieren. Grepmair et al. (2007) konnten zeigen, dass alleine das regelmäßige Meditieren durch die Therapeutinnen zu besseren Therapie Outcome Maßen führt.

Thieleman und Cacciatore (2014) fanden für therapeutisch Tätige, die sich in Achtsamkeit übten, niedrigere Raten für Burnout und Compassion Fatigue (Mitgefühlermüdung). Regelmäßige Achtsamkeitsübungen könnten demnach nicht nur für höhere Effektivität in der Behandlung sorgen, sondern auch ein wichtiger Baustein für eine zufriedenstellende und gesunde therapeutische Karriere darstellen.

Psychotherapie nach Schwangerschaftsverlust

Kersting und Wagner (2012) fassten Studien zum Thema psychologische Beratung und Psychotherapie nach Schwangerschaftsverlust zusammen, denen sie methodische Mängel im Allgemeinen und das Fehlen einer randomisierten Kontrollgruppe im Spezifischen attestieren (Neugebauer et al. 2007, Lake et al. 1987, Lilford et al. 1994, Swanson et al. 2009). Sie folgerten, dass es schwierig ist, aus dieser Literatur effektive Maßnahmen für die Zielgruppe abzuleiten. Kersting und Wagner (2012) beurteilten die allgemeinen Traueransätze als am effektivsten, die sich an Hochrisikogruppen richten und Elemente von Verhaltenstherapie enthalten.

Das allgemeine internetbasierte Verhaltenstherapieprogramm zu komplizierter Trauer von Wagner et al. (2006) wurde von Kersting et al. (2011) speziell für Eltern nach einem Schwangerschaftsverlust adaptiert. Bei Kersting et al. (2011) hatte knapp die Hälfte der größtenteils weiblichen Teilnehmenden einen Frühabort erlebt, die anderen einen Spätabort, eine Totgeburt oder einen medizinisch indizierten Schwangerschaftsabbruch. Die Auswertung erfolgte über alle Gruppen hinweg. Eine erneute Schwangerschaft der Teilnehmerin oder der Partnerin des Teilnehmers oder eine zu starke psychopathologische Belastung galten als Ausschlusskriterium. Die Probanden erhielten zehn Schreibaufgaben, die auf drei Phasen verteilt waren und zeitversetzt per E-Mail von Therapeutinnen beantwortet und modifiziert wurden:

1. Selbstkonfrontation: Beschreiben des Verlustes und seiner Konsequenzen
2. kognitive Umstrukturierung: Schreiben eines unterstützenden Briefes an eine fiktive Freundin, u.a. Hinterfragen dysfunktionaler Gedanken und Entwicklung neuer Perspektiven
3. Social Sharing: u.a. Anregung zur Reaktivierung des sozialen Netzwerkes

Die Treatment-Gruppe zeigte im Vergleich zur Wartekontrollgruppe Verbesserungen in den Bereichen posttraumatischer Stress, Trauer, Depression und allgemeine psychische Gesundheit. Keine signifikanten Unterschiede waren für die Bereiche Ängste und Somatisierung zu berichten. Die Ergebnisse blieben auch bei der Follow-up Untersuchung nach drei Monaten stabil. Auffällig sind die vergleichsweise hohen Drop-out Raten von 24% bei Kersting et al. (2011) im Vergleich zu 8% bei Wagner (2006).

Kersting et al. (2011) mutmaßten, dass die Personen der Treatment-Gruppe, die das Programm abbrachen, eventuell eine nächste Schwangerschaft planten und dann keinen Wunsch verspürten, sich bewusst mit ihrer Trauer auseinanderzusetzen. Möglicherweise war aber auch die Form des Angebotes nicht passend für diese TeilnehmerInnen (Kersting et al. 2011).

In Übereinstimmung mit dieser These gehe ich davon aus, dass sich die Themen Trauer um das verlorene Kind und Folgeschwangerschaft nicht trennen lassen, da der Großteil der Eltern nach dem Verlust schnell wieder eine Schwangerschaft anstrebt (Regan et al. 2019). Entsprechend sollten die weitere Familienplanung und damit verbundene Ängste (die in der internetbasierten Therapie nicht signifikant reduziert werden konnten) in einem Therapieprogramm für verwaiste Eltern unbedingt aufgegriffen werden, da der reine Fokus nur auf Trauer oder nur auf die Folgeschwangerschaft der komplexen Thematik sonst nicht gerecht wird. Beide Aspekte zu verbinden bedeutet, die Frauen dort abzuholen und zu unterstützen, wo sie gerade stehen, und die Ambivalenz zwischen der Trauer um das verlorene Kind und dem großen Wunsch nach neuem Leben aufzugreifen.

Die einzige zum Stand 2020 auffindbare Publikation, in der Ansätze für die Begleitung von Folgeschwangerschaften nach Verlust thematisiert werden, stammt von O'Leary und Henke (2017). Die Autorinnen beschreiben mit Hilfe von Fallvignetten die Arbeit mit Betroffenen im Rahmen so genannter „educational support groups for parents pregnant after loss“, die keine Psychotherapie im engeren Sinne sind. Sie legen dar, wie die therapeutische Leitung die andauernde Bindung der Eltern zu ihrem verstorbenen Kind unterstützen und dabei gleichzeitig eine neue zum ungeborenen Geschwisterkind fördern kann. Auch Aspekte der Kommunikation mit den Gesundheitsdienstleistern und einer hilfreichen therapeutischen Haltung werden beschrieben. Eine Evaluation der Vorschläge mit Hilfe quantitativer Methoden erfolgte allerdings nicht.

Fazit:
Aus der bislang erschienenen Literatur zum Thema Psychotherapie nach Kindsverlust und in der Folgeschwangerschaft lassen sich folgende Grundsätze für die Behandlung Betroffener ableiten:

- Für eine erfolgreiche Psychotherapie sollte ein Leidensdruck bestehen und Klienten für eine Behandlung ausreichend offen sein.
- Die Zeitdauer zwischen Verlust und Behandlung ist nachrangig. Der Verlust kann bereits länger zurück liegen.
- Die Therapie sollte sich sowohl dem Verlust, als auch der Anpassung an das Leben ohne das Baby widmen.
- Ein achtsamkeitsbasiertes Vorgehen hat sich für die Klienten als effektiv erwiesen und kann auf Behandlerseite Compassion Fatigue vorbeugen.
- Bezogen auf die therapeutische Haltung können u.a. Validierung, Anerken-

nen der Unbeantwortbarkeit von Sinnfragen, die Berücksichtigung des (kulturellen) Kontextes und Psychoedukation hilfreich sein.

- Verhaltenstherapeutische Bausteine wie Exposition und kognitive Umstrukturierung haben sich als wirksam erwiesen.
- In der Praxis haben sich u.a. die Förderung der Bindung zum verstorbenen und zum ungeborenen Kind als hilfreich erwiesen sowie Unterstützung bei der Kommunikation von Ängsten gegenüber dem gynäkologischen Personal sowie dem Geburtshilfepersonal.
- Es sollte eruiert werden, ob die Partnerschaft durch unterschiedliche Coping-Stile im Umgang mit dem Verlustereignis belastet ist. Damit sollte gegebenenfalls gearbeitet werden.

Dieses Buch greift die oben genannten Aspekte auf und führt aus, wie sie in der Behandlung der Zielgruppe der früh verwaisten Eltern und Folgeschwangeren umgesetzt werden können. Zusätzlich werden weitere Behandlungsstrategien vorgestellt, die zur Bearbeitung der im folgenden beschriebenen typischen Problembereiche sinnvoll erscheinen.

2 Kindsverlust und Folgeschwangerschaft im Zeitverlauf

Für die Behandlung von Eltern nach einem Verlust ist es unabdingbar, die Umstände möglichst genau zu verstehen. Um die für Kindsverlust und Folgeschwangerschaft typischen Problemstellungen für Sie erfahrbar zu machen, werden in diesem Teil die wichtigsten Vorkommnisse, Meilensteine und Fragestellungen entlang einer Zeitachse dargestellt. Die Unterpunkte 1-4, die die Zeit nach dem Verlusterlebnis beschreiben, sind an den Trauerphasen der Schweizer Psychologin Verena Kast (2013) orientiert (1. Die Phase des Nicht-wahrhaben-Wollens, 2. Die Phase der aufbrechenden Emotionen, 3. Die Phase des Suchens und Sich—Trennens und 4. Die Phase des neuen Selbst- und Weltbezugs). Die darauffolgenden Unterpunkte stellen einen idealtypischen Ablauf der Entscheidung für eine weitere Schwangerschaft bis zur Geburt des „Folgekindes" dar. Die Phasen gehen fließend ineinander über bzw. überschneiden sich, und stellen auf keinen Fall einen „Soll-Verlauf" dar. Selbstverständlich ist es notwendig, die Klienten genauestens nach ihrem individuellen Erleben zu befragen.

2.1 Phase des Schocks

Die meisten Eltern befinden sich während der Schwangerschaft in freudiger Erwartung auf ihr Kind. Trotz der vieldiskutierten Unsicherheit schwangerer Frauen, die durch die Möglichkeiten moderner medizinischer Diagnostik und Interventionen und die häufige Kategorisierung als „Risikoschwangere" angefeuert wird, erwarten die allermeisten, am Ende ihr Baby in den Armen zu halten. Etwaige Zweifel lösen sich meist nach den ersten drei Monaten auf, wenn auch das Umfeld und der Arbeitgeber informiert werden.

Von Beginn an wurden je nach Schwangerschaftswoche vielfältige, teils sehr belastende Symptome ertragen (u. a. Übelkeit, extreme Müdigkeit, Verstopfung, Hämorrhoiden, schwere Beine, Symphysenschmerzen), Yoga-Kurse für Schwangere besucht, eine Baby-Party gefeiert, die Schwangerschaft auf diversen Social-Media-Kanälen gepostet, das Kinderzimmer aufgebaut und eingeräumt und die Krankenhaustasche gepackt. Die Elternzeit wurde mit dem Partner und der Arbeitsstelle geplant, der Elterngeldantrag gestellt und verschiedenste Vorkehrungen getroffen. In zahlreichen Arztbesuchen haben sich die Eltern vom Wohlergehen ihres Kindes überzeugt. Die Mutter hat auf viele potenziell schädliche Nahrungsmittel verzichtet und gedanklich bei fast allem, was sie tat, das Wohlergehen ihres ungeborenen Kindes berücksichtigt. Durch die Kindsbewegungen, Ultraschalluntersuchungen und gemeinsame Träume und Planungen ist bereits eine tiefe Bindung an das Baby, das eigen Fleisch und Blut, entstanden. Auch das Geschlecht ist oft schon früh bekannt und es gibt einen oder mehrere Namensfavoriten. Die Eltern haben vielleicht einen Ratgeber gekauft und einen Geburtsvorbereitungskurs besucht. Eventuell stand auch ein Umzug oder ein neues Auto an, um gut auf den Nachwuchs vorbereitet zu sein.

Für manche Paare kommt der Tod ihres Kindes völlig überraschend und aus dem Nichts nach einer unauffälligen Schwangerschaft. Andere haben bereits vielfältige Komplikationen erlebt oder eine schwere Diagnose erhalten, weshalb diese Zeit bereits von Zweifeln und Ängsten überschattet war. Eventuell haben sie sich nach einer quälenden Zeit für den vorzeitigen Abbruch der Schwangerschaft entschieden. Wieder andere erleiden wiederholt frühe Aborte und kommen gar nicht dazu, das oben Beschriebene zu erleben. Häufig wird der Tod des Kindes durch fehlende Herztöne festgestellt, manchmal kommt es vorher zu Auffälligkeiten wie Blutungen oder zu unerwarteten Komplikationen bei der Geburt.

Der Verlust des eigenen Kindes löst tiefste Verzweiflung und Bestürzung aus, die in Worten kaum zu beschreiben ist. Oft löst die Nachricht einen dissoziativen Schockzustand aus, in dem das Geschehene noch nicht in seiner Bedeutung erfasst wird und eine Art Schutzmechanismus darstellt.

> „Ich dachte, ich müsste innerlich zerreißen, aber ich tat es leider nicht. Ich konnte keinen klaren Gedanken fassen, meine Beine hielten mich nicht mehr, ich bekam keine Luft mehr. Das konnte einfach nicht wahr sein, es musste ein Fehler sein, der sich gleich aufklären würde."

Wenn das Kind während der Schwangerschaft verstirbt, wird den Eltern meist Zeit gegeben, sich zu Hause auf die Ausschabung oder die stille Geburt vorzubereiten. Der Wunsch des medizinischen Personals, die Eltern zu trösten, entlädt sich leider immer noch häufig in unbedachten Äußerungen wie „Sie sind doch noch jung", „Seien Sie froh, dass es so früh passiert ist, es war bestimmt krank" und „Das passiert schon mal". Bei unerwarteten Komplikationen wird auch schon einmal vergessen, der verwaisten Mutter ein eigenes Zimmer anzubieten, damit sie nicht permanent mit Schwangeren und Babys konfrontiert ist.

Begrifflichkeiten im Arztbrief wie „der Abortus" bei einem komplett entwickelten Kind sollten vermieden werden.

Im Falle einer stillen Geburt wird der Mutter dringend empfohlen, natürlich zu gebären, um eine kürzere Heilungszeit zu gewährleisten und zusätzliche Risken durch einen Kaiserschnitt für die nächste Schwangerschaft zu vermeiden. Nach initialem Entsetzten entscheiden sich die meisten Frauen für diesen Weg. Neben der unfassbar schweren Aufgabe, das eigene Kind tot zur Welt zu bringen, beschreiben viele die Geburt auch als gleichzeitig schönen Moment und einen der wenigen, den sie mit ihrem Kind verbringen konnten. Es können im Gegensatz zu einer Lebendgeburt in der Regel großzügig Schmerzmittel verabreicht werden. Nach einer spontanen Geburt entfällt die längere Wartezeit bis zu einer erneuten Schwangerschaft, die nach einer Sectio empfohlen wird. Während bis vor wenigen Jahrzehnten die Babys den Müttern schnell weggenommen wurden, um diese zu „schützen", und mit dem Klinikmüll entsorgt wurden, hat sich der Umgang mit Familien in dieser besonderen Situation, vor allem dank des Engagements Betroffener, deutlich verbessert. In aller Regel wird den Eltern Raum gegeben, Zeit mit dem so genannten „Sternenkind" zu verbringen, und sie werden ermutigt, trotz oft großer Berührungsängste, ihr Kind auf den Arm zu nehmen, wenn sie möchten. Auch das Ankleiden, Fotografieren durch Sternenkinderfotografen und Anfertigen wertvoller Erinnerungsstücke wie Fußabdrücke wird angeboten. Trotz der Überforderung der Eltern scheinen die meisten im Nachhinein froh über jede gemeinsame Erinnerung zu sein.

Gleichzeitig müssen die ersten, sehr schwierigen, Entscheidungen getroffen werden. Hierzu gehört, ob das Kind obduziert werden soll. Zum einen besteht der große Wunsch, eine Ursache für den Tod zu finden, insofern er nicht offensichtlich war, was eventuell zukünftige Schwangerschaften beeinflussen könnte. Zum anderen fällt vielen Eltern die Vorstellung schwer, ihr Kind dieser Prozedur zu übergeben. Trotz Obduktion bleibt ein erheblicher Teil der Todesfälle ungeklärt. Manchmal werden polizeiliche Ermittlungen eingeleitet, um eine nicht natürliche Todesursache auszuschließen, was natürlich für die Eltern eine enorme zusätzliche Belastung darstellt.

Die nächste Entscheidung stellt die Planung der Beisetzung dar. Mittlerweile existieren auf (Krankenhaus-)Friedhöfen auch für sehr kleine Kinder Bestattungsmöglichkeiten zusammen mit anderen Sternenkindern. Andere Eltern entscheiden, ihre Kinder im Familiengrab, Kindergrab oder Waldfriedhof beizusetzen (was einen nicht unerheblichen Kostenfaktor darstellen kann). Der Umfang eventueller Feierlichkeiten und der eingeladenen Gäste will gut überlegt sein. Je nach Paar kann eine sehr private Beisetzung oder eine große Zusammenkunft, bei der die wichtigsten Menschen im Umfeld sich auch verabschieden können, stimmig sein. Es sollte auf jeden Fall bedacht werden, dass die

Art des Abschiednehmens noch lange Zeit später (wenn nicht für immer) von großer Wichtigkeit für die Angehörigen ist. Hier ist die Unterstützung durch Familie, enge Freunde, Seelsorger, Beratungsstellen und einfühlsame Bestatter besonders wichtig.

Geschwisterkinder werden meist bereits im Krankenhaus ins Abschiednehmen miteinbezogen. Gerade kleinere Kinder haben oft einen sehr unbefangenen, nahezu beneidenswerten Umgang mit dem toten Baby. Wie größere Kinder, denen das Geschehene ebenso altersentsprechend nahegebracht werden muss, müssen sie das Geschehene mit ihren Möglichkeiten verarbeiten und leiden auch unter der psychischen Verfassung der Eltern.

Die Mutter erlebt nach einer stillen Geburt alle Aspekte des Wochenbetts (u.a. Rückbildungsschmerzen, Wochenfluss, exzessives Schwitzen, ggf. Milcheinschuss und Brustentzündung, später Haarausfall). Eventuell muss sie sich von einem Kaiserschnitt erholen oder hat Geburtsverletzungen und andere gesundheitliche Folgen davongetragen. Das hormonelle Ungleichgewicht, das auch die Stimmung beeinflussen kann, lässt sich hier schlecht von der akuten Trauer differenzieren, sollte aber auch nicht außer Acht gelassen werden. Bei einer länger andauernden Schwangerschaft ist der Beckenboden in Mitleidenschaft gezogen und der gesamte Körper hat sich verändert, weshalb ein Rückbildungskurs für verwaiste Mütter, auch zum Austausch, sehr zu empfehlen ist, da sich normalerweise keine von ihnen vorstellen kann, einen Kurs mit „glücklichen Müttern“ zu besuchen. Da diese Kurse leider noch nicht weit verbreitet sind, können durch Hebammen oder Physiotherapeuten Einzelsitzungen gegeben werden, die allerdings nicht die Vorteile eines Gruppensettings aufweisen, wie Austausch, Verständnis und soziale Unterstützung.

Die psychische Verfassung der Eltern in dieser Phase ist meist desolat. Schlaf, Antrieb und Appetit sind gestört, Verzweiflung bis zur Suizidalität, Gedankenkreisen und Schuldgefühle, Ängste und Panik sowie ein unermessliches Sehnen nach dem Baby bestimmen den Tagesablauf. Häufig wird Unterstützung bei Alltagsangelegenheiten wie Einkaufen und Kochen und bei der Kinderbetreuung benötigt. Wichtig ist anzumerken, dass es sich um eine adäquate, nicht pathologische Reaktion auf einen gravierenden Verlust handelt.

2.2 Aufbrechen der Emotionen

Die Wochen nach dem Verlust sind durch das Durchleben starker Emotionen gekennzeichnet, die sich nach dem Abklingen der ersten Schockreaktion und dem Erledigen der wichtigsten organisatorischen Dinge oft noch intensivieren. Trauer, Sehnsucht, aber auch Wut und Liebe zeigen und vermischen sich in einem bisher nicht gekannten Ausmaß. Intensives Grübeln über die Todesursache und die Umstände des Verlustes sind charakteristisch. Meist kommt es zumindest zeitweise insbesondere auf Seiten der Mutter zu intensiven Schuldgefühlen („Wäre ich nur früher zum Arzt gegangen", „Hätte ich den Käse vielleicht nicht gegessen oder hätte keinen Sport gemacht", „Vielleicht hätten wir trotz der Diagnose die Schwangerschaft nicht abbrechen dürfen"). Das Erlebte wird immer und immer wieder durchgespielt und hinterfragt, Informationen werden eingeholt mit der Hoffnung, sich langsam vom Gedankenkreisen distanzieren zu können. Oft stehen noch die Ergebnisse der Pathologie aus, die schmerzliche Klarheit oder zusätzliche Verwirrung bringen können.

Die Eltern sind, je nach Zeitpunkt des Verlustes, häufig krankgeschrieben und geraten meist weiterhin mit der Gestaltung ihres Alltages an ihre Grenzen. Durch Eltern, Geschwisterkinder, Großeltern und andere Angehörige und Freunde erfolgt in dieser Phase zu Beginn oft noch viel Unterstützung. Oft wird diese als „Meldet euch, wenn ihr etwas braucht" geäußert, was meist als weniger hilfreich erlebt wird als konkrete Angebote („Soll ich dich besuchen?", „Kann ich euch einen Kuchen backen?"). Eine Karte, Kerze oder Blume für das Baby mitzubringen oder eine anderweitige Geste wird meist mit großer Dankbarkeit erwidert. Gemeinsames Schweigen und Weinen ist hier heilsamer als falscher Trost. Häufig kommen Nachfragen von Bekannten, die noch nicht vom Verlust erfahren haben, wie es denn dem Nachwuchs geht, oder ob das Baby schon da ist, weshalb das Paar laufend mit den entsetzten und teilweise unsensiblen Reaktionen seiner Mitmenschen konfrontiert ist. So passiert es laut Berichten Betroffener immer noch häufig, dass z. B. Nachbarn die Straßenseite wechseln, weil sie mit dem Ereignis überfordert sind; eine Reaktion, die beim Tod erwachsener Angehöriger so schwer vorstellbar ist. Wieder andere fühlen sich in ihrem Leid nicht gesehen.

> „Kurz nach dem Tod meiner Zwillinge telefonierte ich mit einer Bekannten. „Wie schrecklich", meinte sie zu meinem Verlust. „Stell dir vor, meine Oma ist auch vor ein paar Wochen gestorben. Es ist so schlimm, wenn Leute sterben" und sie erzählte und erzählte, bis ich irgendwann auflegte. Ich meine, es ist traurig, aber die Frau war über 90, meine Kinder hatten ihr ganzes Leben noch vor sich."

Zudem werden in dem Unvermögen, das Unfassbare mit den Eltern auszuhalten, oft vermeintlich tröstliche Allgemeinplätze geäußert: „Wer weiß, wofür es gut ist", „Du bist so stark, ich würde das nicht schaffen", „Immerhin habt ihr schon ein Kind", „Es wird wieder gut sein, wenn ihr ein Kind bekommt", „Wenigstens ist es so früh passiert, es wäre viel schlimmer, wenn er schon ein paar Jahre mit euch gelebt hätte", „Meine Bekannte hatte auch eine dramatische Geburt und das Kind wäre fast gestorben". Diese Aussagen invalidieren, trotz wohlmeinender Intention, das emotionale Erleben der Eltern und deren Verlust.

2.3 Desorientierung und Suche

In der nächsten Phase, die typischerweise die Monate nach dem Verlust umfasst und meist bis zu einem Jahr danach anhält, geht es darum, langsam wieder in den Alltag zurückzufinden. Häufig beginnt der Mann früher wieder zu arbeiten, während die Frau sich oft noch von den körperlichen Folgen erholt, noch im Mutterschutz ist oder sich einfach mehr Zeit nehmen möchte, den Verlust zu verarbeiten. Die Eltern erleben zweitweise auch verhältnismäßig unbelastete Zeiten, in denen wieder Hoffnung und eine Art Normalität einkehrt, um dann wieder in eine tiefe Trauer zu fallen, die sich von ihrer Intensität her kaum von der Anfangszeit unterscheidet. Insgesamt fordert die Trauerarbeit noch viel Raum und die Eltern sind nur eingeschränkt belastbar, was sich vor allem auf seelischer und körperlicher Ebene manifestiert.

Nachdem die erste Zeit nach dem Tod des Kindes oft von starkem Zusammenhalt und „Aneinanderklammern" im gemeinsamen Leid geprägt war, können hier die ersten Differenzen auftreten. Selbstverständlich gilt dies nicht für alle Paare, häufig aber findet der Vater früher zurück in den Alltag und thematisiert den Verlust vergleichsweise wenig. Die Gründe sind wohl in der geschlechtsspezifischen soziokulturellen Prägung („Ich muss funktionieren und unseren Lebensunterhalt bestreiten") und spezifischen Erwartungen an den Mann („Du musst jetzt stark sein für deine Frau") zu suchen. Charakteristischerweise wird ein Vater nach seinem Verlust oft weniger nach seinem eigenen Empfinden als nach dem Empfinden seiner Partnerin gefragt. Der unterschiedliche Umgang mit der Trauer um das gemeinsame Kind, wenn ein Partner noch sehr aktiv trauert und ein großes Redebedürfnis hat, während der andere eher zukunftsorientiert ausgerichtet ist, kann zu Schwierigkeiten in der Partnerschaft führen, wenn dies nicht offen thematisiert und der andere Zugang des anderen anerkannt wird.

> „Ich bin nach meiner Fehlgeburt immer noch am Boden zerstört und brauche Zeit zum Trauern. Mein Freund war am Anfang auch sehr traurig, jetzt bügelt er mich aber einfach ab mit ‚Wir sind jetzt bei den Lebenden, wir schauen nach vorne'. Ich habe das Gefühl ich kann nicht mit ihm darüber sprechen und ich bin ehrlich gesagt auch total wütend auf ihn, weil es ihn nicht so trifft wie mich."

Auch für das soziale Umfeld des Paares geht das Leben weiter. Die Nachfragen nach dem Befinden reduzieren sich deutlich bis teilweise hin zu der Erwartung, dass die Eltern langsam ihren Umgang mit dem Geschehenen gefunden haben sollten: „Es ist ja jetzt schon lange her", „Schön, dass es euch wieder gut geht". Auch, wenn diese nach außen hin wieder „funktionieren" und wieder lachen können, ist der Verlust des Kindes noch hochaktuell und unfassbar schmerzhaft. Dies gilt vor allem für Jahrestage und Feiertage wie der errechnete Geburtstermin, Muttertag, Weihnachten und die Geburtstage der Eltern, an denen das Baby schon gedanklich mit eingeplant war. Bei vielen Paaren stehen zudem noch Untersuchungen an, um abzuklären, ob es körperliche Gründe für den Schwangerschaftsverlust gab, und ob es Dinge gibt, die bei der Planung einer erneuten Schwangerschaft zu beachten sind (z.B. Suche nach genetischen und immunologischen Auffälligkeiten, Gerinnungsstörungen).

Bei der Rückkehr der Mutter in den Job stellt sich, noch mehr als beim Vater, die Frage, wie der Verlust an das berufliche Umfeld kommuniziert werden soll, wenn die Schwangerschaft auch für Kollegen und Kunden sichtbar war, mit denen nur am Rande Kontakt bestand. Dies stellt eine sehr große Herausforderung dar und wird, abhängig vom Arbeitsumfeld und den Wünschen der Frau, sehr unterschiedlich gehandhabt. Häufig kommt es durch den Kindsverlust zu einem zeitweiligen Bruch in der Karriere, obwohl oder gerade weil das Kind nicht überlebt hat. Zum einen ist die Belastbarkeit der Mutter deutlich reduziert, zum anderen erwartet das Umfeld, dass sie in näherer Zukunft wieder schwanger werden wird. Sie erlebt also ähnliche berufliche Nachteile wie andere junge Mütter, ohne sich über ihr Baby freuen zu dürfen.

Insgesamt wird deutlich, dass, auch wenn der Verlust schon einige Monate her ist, innerlich und äußerlich bei den Eltern immer noch sehr Vieles in Bewegung ist und die Trauer nach wie vor ihren Raum braucht.

2.4 Neuer Selbst- und Weltbezug

Etwa ein bis zwei Jahre nach dem Verlust haben die Eltern das Geschehene meist auf einer tieferen Ebene begriffen. Es geht darum, einen Platz für das verstorbene Kind finden und dessen Verlust in die eigene Biografie zu integrieren. Dies ist ein langsamer Prozess voller Höhen und Tiefen, der nur schwer in Worte zu fassen ist. Von Stülpnagel (2009) beschreibt dies sehr treffend in ihrem Buch, in dem sie ihre Erfahrungen nach dem Suizid ihres Sohnes verarbeitet:

> „Die Trauer zwingt uns in die Knie, lässt uns in den Abgrund stürzen. Aber wenn wir den Mut haben, uns fallen zu lassen, stellen wir am Ende fest, dass uns das Herz fast zerrissen, aber nicht vollständig zerstört wurde. Diese Erfahrung setzt neue Kräfte frei. Die Trauerarbeit hört nie auf, wir werden den Verlust nie bewältigen können. Aber wir können ihn verwandeln und in unser Leben integrieren."

Durch die intensive und schonungslose Auseinandersetzung mit Tod und Endlichkeit, kann sich das eigene Verhältnis zum Leben sehr verändern. Eine neue Form der Spiritualität und der Dankbarkeit kann entdeckt werden. Für einige verwaiste Eltern ist es ein Impuls, das ganze Leben kritisch auf den Prüfstand zu stellen und sich zu fragen, worauf es tatsächlich ankommt. Dies gilt auch für die eigenen Weltanschauungen und die Arbeitstätigkeit. Vor dem Hintergrund der intensiven Entwicklungen, die Menschen nach einem solchen Schicksalsschlag durchmachen, ist es nicht verwunderlich, dass auch Partnerschaften in diesem Zusammenhang zerbrechen. Auch in Bezug auf Freundschaften hat sich oftmals schon die Spreu vom Weizen getrennt. Einige Betroffene beginnen, sich ehrenamtlich zu engagieren, und gründen z.B. Vereine und Selbsthilfegruppen für verwaiste Eltern. Die eben genannte Autorin von Stülpnagel gab ihren Beruf der Juristin auf und arbeitet nun als Trauerbegleiterin. Solche starken Wandlungen sind nicht der Standard, aber auch keine Seltenheit. Viele Menschen berichten, sich selbst neu kennen zu lernen, authentischer mit ihren Gefühlen umzugehen und anderen Menschen gegenüber empathischer und verständnisvoller zu sein. Das Erleben von Freude und Leichtigkeit wird wieder möglich, nun aber mit dem Bewusstsein, dass dieses Erleben nicht selbstverständlich ist.

Trotzdem ist es wichtig zu erwähnen, dass diese Entwicklungen oft sehr viel Zeit brauchen, kein Selbstläufer und schon lange kein Muss sind. Auch würden wohl die allermeisten Eltern das Positive, das der Tod ihres Kindes ihnen auch gebracht hat, ohne zu zögern dagegen eintauschen, um ihr Baby wieder bei sich zu haben.

2.5 Der Wunsch nach einem weiteren Baby

Meist stellen sich die Eltern die Frage, ab wann sie es mit einem weiteren Baby versuchen wollen, schon unmittelbar nach dem Tod ihres Kindes, sodass die chronologische Einordnung dieser Phase schwierig ist. Vielmehr läuft sie von Beginn an mit. Nachdem insbesondere die Mutter mit Haut und Haaren auf die Ankunft ihres neuen Erdenbürgers eingestellt war, lässt sich dieser Zustand, weder körperlich noch seelisch, kaum umkehren und der Wunsch, möglichst schnell erneut schwanger zu werden, ist oft übermächtig und wird häufig schon direkt nach dem Tod des Kindes laut. Die Einschätzung, welche Pause nach einem Schwangerschaftsverlust eingehalten werden sollte, variiert. Die WHO empfiehlt, mindestens sechs Monate nach einer Fehlgeburt oder Abtreibung bis zur erneuten Empfängnis zu warten, nach einer Lebendgeburt sogar mindestens zwei Jahre. Die WHO-Empfehlungen gelten jedoch auch für Entwicklungsländer und richten sich nicht explizit an Frauen nach einer Totgeburt.

Viele Gynäkologen empfehlen, nach perinatalem Kindsverlust drei Monate abzuwarten bis zur nächsten Empfängnis, nach einem Kaiserschnitt mit Lebendgeburt mindestens ein Jahr. Nach einer stillen Geburt werden teilweise auch kürzere Intervalle befürwortet. Der von Gynäkologen ausgestellte Mutterpass spricht bei einer raschen Schwangerschaftsfolge von unter einem Jahr von einer Risikoschwangerschaft. Denn nach der für den Körper strapazierenden Schwangerschaft müssen sich Nährstoffdepots auffüllen und Hormone umstellen. Wenn es eine (stille) Geburt gab, müssen sich Gebärmutter und Beckenboden regenerieren. Falls diese Umstellung nicht reibungslos funktioniert, kann es in der nächsten Schwangerschaft zu Komplikationen kommen.

Unterschiedliche Ärzte können unterschiedliche Meinungen bezüglich einer empfehlenswerten Wartezeit haben, was auf Seiten der Frauen oft zu großer Unsicherheit führt. Die individuelle körperliche Konstitution, das Gestationsalter, Krankheiten und der Geburtsmodus müssen berücksichtigt werden. Eine Studie berichtet, dass innerhalb von zwölf Monaten nach einer stillen Geburt 63% der Frauen wieder schwanger sind (Regan et. al. 2019). Wenn man beachtet, dass ca. ein Drittel der Frauen aus der Gesamtpopulation länger als ein Jahr braucht, um schwanger zu werden (Bundeszentrale für gesundheitliche Aufklärung 2020c), kann man daraus schließen, dass eine überwältigende Mehrheit der Paare nach einer stillen Geburt innerhalb eines Jahres oder deutlich früher versuchen, wieder ein Kind zu zeugen. Aus lauter Sehnsucht nach einem Baby werden häufig die Empfehlungen der Ärzte nicht eingehalten, auch aus Angst, dass es vielleicht länger nicht klappen könnte. Eine erhöhte Rate an Komplikationen wird dabei ängstlich in Kauf genommen.

Wenn man die psychischen Aspekte einer Folgeschwangerschaft betrachtet, wird es nicht minder kompliziert. Von einer erneuten Schwangerschaft in der Phase des Schocks wird in aller Regel abgeraten. Zudem sollte den Eltern klar sein, dass das neue Kind kein Ersatz für das Verstorbene sein kann. Doch wann sind Eltern bereit, nach einem traumatischen Erlebnis wieder schwanger zu werden? Nie, sagen viele Frauen, die sich für eine frühe Folgeschwangerschaft entscheiden. Die Frauen betonen, die Angst vor einem erneuten Verluste werde sie so oder so begleiten.

> „Ich habe im September letzten Jahres meine Tochter still geboren. 8 Wochen danach bekam ich zum ersten Mal wieder meine Tage und wurde gleich im nächsten Zyklus wieder schwanger. Dieses Jahr im August habe ich meinen Sohn gesund und munter zur Welt gebracht. Mein Kinderwunsch nach der stillen Geburt war größer als je zuvor und dem bin ich nachgegangen. Wie soll man diese Leere ertragen? Ich wollte wieder weiterleben, diese Vorfreude haben, auch wenn mein Sohn meine tote Tochter nie ersetzen kann. Für mich und meine Seele war es die beste Entscheidung, ich würde es wieder so machen.“

Andere Betroffene führen ins Feld, dass es sinnvoll sei, erst seelisch und körperlich zumindest wieder einigermaßen stabil zu werden und sich Zeit zum Trauern zu nehmen.

> „Ich wollte schon kurz nach der stillen Geburt ganz verzweifelt wieder ein Kind haben, fühlte mich so leer und unvollständig. Ich habe dann alles getan, um meinen Zyklus wieder „in Gang“ zu bekommen. Tatsächlich bin ich drei Monate später wieder schwanger geworden und hatte eine Fehlgeburt in der Frühschwangerschaft. Es war absolut furchtbar, aber im Nachhinein bin ich irgendwie froh, dass es nicht gleich geklappt hat, denn ich hatte noch gar nichts verarbeitet und war wohl auch innerlich noch nicht bereit für eine Schwangerschaft und ein Folgekind. Kurz vor dem ersten Todestag bin ich wieder schwanger geworden. Dieses Mal fühlte es sich ganz anders an, irgendwie richtig. Die Schwangerschaft war natürlich geprägt von Ängsten, aber es fühlte sich nie an, als wäre das Kind ein Ersatz oder ein Heilmittel. Ausgehend von meinen Erfahrungen würde ich anderen Frauen raten, sich etwas Zeit zu lassen.“

Hier gibt es viele individuelle Aspekte, die berücksichtigt werden müssen: psychisches und körperliches Empfinden, familiäre und berufliche Situation, Alter der Mutter oder Schwierigkeiten bei der Empfängnis. Deshalb ist es schwierig, ähnlich wie bei der Kinderplanung im Allgemeinen, sinnvolle allgemeingültige Empfehlungen zu geben. Nicht wenige Folgekinder werden um den ersten Geburtstag oder den Geburtstermin des in oder kurz nach der Schwangerschaft verstorbenen Kindes geboren. Dies reizt die Coping-Fähigkeiten vieler Väter und insbesondere Mütter bis zum Anschlag aus, da die intensive Trauer des Jahrestages auf alle Herausforderungen einer Folgeschwangerschaft in den letzten Zügen oder die Geburt eines Geschwisters trifft. Dem gegenüber zu stellen ist die Hoffnung durch eine neue Schwangerschaft und die oft sehr belastende Zeit des Wartens und der Unsicherheit, bis sich eine neue Schwangerschaft einstellt. So kann das lange Warten sich durchaus zu einer vergleichbaren Belastung auswachsen und für die Einzelne schwieriger zu handhaben sein als eine schnelle Folgeschwangerschaft. Insbesondere bei einem höheren Alter der Eltern, und wenn die Zeugung des verstorbenen Kindes bereits lange gedauert hat, entscheiden sich Paare, möglichst wenig Zeit zu verlieren.

Falls Fertilitätseinschränkungen vorhanden sind und/oder Kinderwunschbehandlungen vorgenommen werden, kann der Versuch, (weitere) Kinder zu bekommen, sehr kräftezehrend werden. Das Ziel, (weitere) Kinder zu bekommen, kann generell in Frage gestellt werden und großes Leid erzeugen. Auch können gesundheitliche Probleme und Ergebnisse einer genetischen Untersuchung Unsicherheiten aufwerfen, ob dieser steinige Weg noch einmal beschritten werden soll. Dies gilt umso mehr, wenn es zu wiederholten Verlusten kommt.

Die Entscheidung, zu warten oder nicht, oder die Entscheidung, ob überhaupt eine erneute Schwangerschaft versucht werden soll, kann zu starken Differenzen in der Partnerschaft führen. Insbesondere für die Frau ist die Situation auch ohne erschwerende Rahmenbedingungen emotional schwierig. Die Angst davor, dass der Schwangerschaftstest negativ ausfällt, wechselt sich oft mit der Befürchtung ab, dass er positiv sein und den Beginn des Abenteuers Folgeschwangerschaft einleiten könnte.

2.6 Das erste Trimester

Ist die Frau wieder schwanger, folgen auf die ersten Hochgefühle oft Zweifel und Ängste, es herrscht geradezu ein Gefühlschaos. Von Anfang an ist die Möglichkeit weiterer Verluste gedanklich präsent. Phasen der Hoffnung wechseln sich ab mit Phasen der Resignation („Es klappt wahrscheinlich wieder nicht") und Phasen der Angst. Letzten Endes ist rein faktisch betrachtet gerade eine frühe Fehlgeburt nicht unwahrscheinlich. Tritt diese ein, ist dies ein besonders herber Rückschlag und lässt die Frau zusätzlich Vertrauen in ihren Körper verlieren. Für manche kann das Durchstehen des ersten Trimesters im Vergleich zu den späteren verhältnismäßig leicht sein, da es noch früh im Verlauf ist und eine Fehlgeburt einkalkuliert werden muss. Oftmals ist noch keine tiefe Bindung zum Kind entstanden. Insbesondere jedoch, wenn bereits multiple Aborte erfolgt sind, kann dieser empfindliche und fehleranfällige Zeitraum besonders an den Nerven zerren und kann eine wichtige Klippe darstellen, die umschifft werden muss.

> „Für mich war das erste Trimester viel schlimmer als das zweite bisher ist. Ich denke die ganzen Hormone, die ständige Übelkeit und die Kreislaufprobleme gingen mir einfach auf die Psyche. Ich erwartete quasi minütlich eine Fehlgeburt. Einmal dachte ich sogar, ich sollte abtreiben lassen, ich halte das nicht aus, was wirklich absurd ist, da ich mir so unbedingt ein Baby wünsche! Eine Therapie und das Lesen anderer Erfahrungsberichte helfen mir sehr. Es ist deutlich leichter, seit ich die Kindsbewegungen spüre."
>
> „Als ich heraus fand, dass ich wieder schwanger war (1 Jahr, nachdem meine Tochter geboren wurde) fiel ich für 2 bis 3 Monate in eine Art Depression. Ich hatte Schwierigkeiten anzunehmen, dass dieses Baby nicht meine Tochter ist. Dadurch fühlte ich mich schrecklich, denn welche Mutter lehnt schon ihr Baby ab? Eigentlich sollte ich glücklich sein, aber ich war noch dabei, meinen Verlust zu verarbeiten. Ich fühle mich dem Kind nicht nahe, nicht so wie meinem Sohn. Ich hoffe, dass die Hormone ihr Übriges tun und sich das im Verlauf der Schwangerschaft noch ändert."

Im Vordergrund steht die Anpassung an die neue Situation. Die Trauer um das verlorene Kind kann sich verstärken, durch Hormonumstellung und diverse körperliche Veränderungen und Symptome ist die Gesamtkonstitution schwächer und die Frau anfälliger für Stimmungsschwankungen. Gegebenenfalls kommt es zu stärkeren Beschwerden als in der vorangegangenen Schwangerschaft, die Krankschreibungen nach sich ziehen können. Unterschiede im Schwangerschaftsverlauf und in den Symptomen können als erfreulich gewertet werden („Vielleicht wird dieses Mal alles anders") oder Unsicherheiten provozieren. In den meisten Fällen wird die Frau sich deutlich ängstlicher und vorsichtiger verhalten als zuvor. Speisen- und Verhaltensverbote werden dann sklavisch eingehalten und sämtliche Körperregungen minutiös verfolgt. Es besteht eine hohe Rückversicherungstendenz und es wird meist viel im Internet recherchiert. Auch das Gegenteil kann in seltenen Fällen auftreten. Hier wird die Schwangerschaft lange verdrängt und die empfohlenen Verhaltensregeln entsprechend nicht eingehalten.

Spätestens jetzt stellt sich die Frage, wie die Schwangerschaft ärztlich begleitet werden soll. Ein Teil der Frauen bleibt bei ihrem Gynäkologen, wenn sie sich in den vorangegangenen Schwangerschaften gut betreut gefühlt haben. Der andere Teil hat vielleicht schon den Arzt gewechselt, um einen Neuanfang einzuleiten. Die meisten werden eine deutlich umfangreichere ärztliche Betreuung in Anspruch nehmen. Hierbei spielt das Ersttrimesterscreening eine wichtige Rolle. Es muss abgewogen werden, welche Pränataldiagnostik das Paar in Anspruch nehmen möchte und welche Konsequenzen sie gegebenenfalls ziehen würden. Da die Eltern bereits am eigenen Leib erlebt haben, dass auch statistisch sehr unwahrscheinliche Ereignisse eintreffen können, ist die Beunruhigung über die Diagnostik oft besonders groß. Im Falle einer auffälligen Pränataldiagnostik benötigt das Paar unbedingt fachkundige Unterstützung, um in dieser speziellen Lage eine so oder so schwerwiegende Entscheidung über Schwangerschaftsabbruch oder Austragen des Kindes zu fällen.

2.7 Das zweite Trimester

Insbesondere, wenn die Folgeschwangerschaft zeitnah auf die vorherige folgte, ist der Bauch nach außen hin früh sichtbar und es stellt sich die Frage, inwiefern die neue Schwangerschaft kommuniziert werden soll. Das Umfeld zeigt hier teilweise Unverständnis über die frühe Schwangerschaft, da es in unserer Gesellschaft Normen gibt, wie lange eine Trauerphase sein sollte, bis sie „abgeschlossen" und der Verlust „verarbeitet" ist. Einige Schwangere müssen sich mehr oder weniger subtil vorwerfen lassen, dass sie ihr verstorbenes Kind durch ein neues ersetzen wollen. Vor allem im Familienkreis kann es im Gegensatz dazu passieren, dass die Freude über die neue Schwangerschaft groß ist und das verstorbene Baby verletzenderweise in Vergessenheit gerät, in der Überzeugung, dass „ja nun alles gut wird".

Da die Frauen oft noch Schwierigkeiten haben, mit Außenstehenden über den Verlust zu sprechen, wird die Bekanntgabe der Schwangerschaft häufig auffällig weit nach hinten verschoben. Frauen, die zuvor ihre Schwangerschaften nach dem dritten Monat auf Facebook gepostet haben, bekunden nun ihr Vorhaben, mit der Bekanntgabe, wenn möglich, bis zur Geburt des Kindes zu warten oder zumindest bis nach der Woche, in der sie ihr Sternenkind verloren haben. Dies erstreckt sich teilweise auch auf enge Angehörige. Die Fragilität der

Schwangerschaft, die viele in den ersten drei Monaten spüren, reicht nun weit darüber hinaus. Manche haben schmerzhaft erfahren, dass das Überstehen des ersten Trimesters, ja auch das Erreichen der prinzipiellen Lebensfähigkeit nach 25 Wochen, keine Garantie für ein lebendiges Baby ist und so ist die Unsicherheit ein ständiger Begleiter. Bei vielen Eltern kommt es nach dem Verlust des Kindes zu einem ausgeprägteren Bewusstwerden der eigenen Sterblichkeit (Mortalitätssalienz), was dazu führt, dass das Leben an sich als gefährlicher wahrgenommen wird und sich verstärkt auch um andere Angehörige gesorgt wird.

Einerseits kann die Zuversicht des sozialen Umfeldes, dass dieses Mal alles gut geht, Hoffnung stiften, andererseits gibt es Frauen (wenn auch sehr wenige), die zwei oder drei stille Geburten hintereinander erleben müssen. In der Studie von Regan et al. (2019) mussten 2% der Frauen, die bereits eine stille Geburt erlebt hatten, ihr nächstes Baby auch tot zur Welt bringen. Für Frauen, die bereits ein Kind verloren haben, keine abstrakte Zahl, sondern eine gefühlt sehr hohe Wahrscheinlichkeit.

> „Heute ist der 3. Todestag unseres Babys. Immer noch keine Todesursache, keine Antworten. Ich bin mittlerweile in der 16. Woche schwanger. Diese Woche war wirklich brutal. Ich habe heute noch keine Bewegungen gespürt, also muss etwas mit dem Baby sein. Ich habe wenig Appetit, also muss etwas mit dem Baby sein. Ich habe noch nicht zugenommen, also muss etwas mit dem Baby sein. Ich habe keinen Nerv mehr, minütlich zu denken, dass etwas Schlimmes passiert. Die Ärzte sagen, dass soweit alles gut aussieht, aber das haben sie letztes Mal auch gesagt."
>
> „Meine Schwiegermutter näht bereits Klamotten für das neue Baby, während ich schon grob überschlagen habe, wie wir uns eine erneute Beerdigung leisten könnten. Ich habe einfach eine riesige Angst, dass alles wieder schiefgeht. Ich habe mehrmals die Woche schlimme Alpträume. Mein Mann sagt, ich soll nicht so negativ sein. Als hätte ich eine Wahl, ich fühle mich nicht mit Absicht so!"

Erleichtert wird das zweite Trimester vielen Frauen durch die ersten Kindsbewegungen, die zumindest in diesem Moment eine gewisse Sicherheit bieten, zu Beginn jedoch noch sehr zaghaft und unregelmäßig sind, was zu Panik und notfallmäßigen Arztbesuchen führen kann. Einige versuchen den Herzschlag des Babys durch ein spezielles Gerät, einen Fetal-Doppler, zu tracken. Die Bewegungen ermöglichen eine erste direkte Kontaktaufnahme mit dem Baby, was Ängste schüren, aber auch reduzieren kann.

Medizinisch betrachtet steht für die meisten Schwangeren um die 20. Schwangerschaftswoche ein ausführliches Organscreening an, das mit Aufregung erwartet wird. Manchmal reduzieren sich danach Ängste, vor allem, wenn das Kind in der vorherigen Schwangerschaft sichtbare Fehlbildungen hatte. Falls das Geschlecht des Kindes noch nicht bekannt ist, besteht hier eine gute Möglichkeit, dieses herauszufinden. Typischerweise ist dies eine sehr emotionale Angelegenheit für die Eltern. Während sich manche das gleiche Geschlecht wie beim verstorbenen Kind wünschen, um die Gelegenheit zu erhalten, nun doch ein Mädchen bzw. einen Jungen großziehen zu dürfen, erhoffen sich andere das gegenteilige Geschlecht. Sie stellen es sich besonders schmerzhaft vor, wieder an ihr verstorbenes Kind erinnert zu werden und wünschen sich möglichst viele Unterschiede zur vorangegangen Schwangerschaft. Einige Paare möchten sich hinsichtlich des Geschlechts überraschen lassen, um eine stärkere Identifikation mit dem Baby zu vermeiden, denn das Baby wird durch das Geschlecht noch konkreter vorstellbar.

> „Ich hoffte so sehr, dass es nicht wieder ein Junge werden würde. Ich fürchtete, es würde sich anfühlen, als würde ich meinen verstorbenen Sohn ersetzen, und sorgte mich, dass er mich für immer an ihn erinnern würde und ich ihn nicht lieben könnte. Meine erstgeborene Tochter hatte mein Körper überleben lassen, mein Sohn musste sterben. Ich hatte das Gefühl, als würde es mit meinem dritten Sohn auch so passieren, weil mein Körper Jungen tötet. Als wir dann herausfanden, dass wir wieder einen Jungen erwarteten, fühlte es sich nach ein paar Tagen aber gut und passend an und wir freuten uns sehr. Ich sehe meinen verstorbenen Sohn in meinem dritten Kind aufwachsen."

Eine weitere Frage, die sich im zweiten Trimester stellt, ist, ob die Frau an speziellen Kursen für Schwangere teilnehmen möchte. Während sich viele in der Schwangerschaft mit dem Sternenkind auf Schwangerschafts-Yoga und Schwangerschafts-Schwimmen gefreut haben, ziehen sie sich in einer Folgeschwangerschaft sehr oft zurück, um nicht mit „glücklichen, naiven" Schwangeren konfrontiert zu werden und Fragen auszuweichen, um das wievielte Kind es sich handelt. Zudem bestehen häufig Ängste bzgl. körperlicher Betätigung oder es fehlt schlicht an Kraft, neben dem Alltag im Rahmen der kräftezehrenden Folgeschwangerschaft aktiv zu bleiben.

2.8 Das dritte Trimester

Der Eintritt ins dritte Trimester ist ein weiterer großer Meilenstein einer für die meisten Folgeschwangeren gefühlt unendlich lange andauernden Schwangerschaft. Wenn der letzte Verlust deutlich früher stattgefunden hat, kann hier eine erste Entspannung eintreten. Bei anderen Frauen läuft die Anspannung auf ein großes Finale zu und die Angst, ihr Baby kurz vor Schluss noch zu verlieren, wird übermächtig.

> „Natürlich bin ich sehr dankbar, wieder schwanger zu sein. Ich bin in der 35. SSW (mein Baby starb in der 37. SSW) und es geht sowohl körperlich als auch psychisch bergab mit mir. Ich bin 39 Jahre alt und das ist meine zweite Schwangerschaft innerhalb kurzer Zeit, mein Körper macht das nicht mehr gut mit. Ich habe furchtbare Rückenschmerzen und kann kaum schlafen. Es reicht mir wirklich und ich will jetzt mein lebendes Baby im Arm halten und müde vom Schlafentzug sein, weil ich mich um ein Neugeborenes kümmere und nicht, weil mein Körper nach dem Verlust meines Babys nicht mehr kann."
>
> „Ich bin nun nur zwei Wochen entfernt von der 36. SSW, der Woche, in der mein Sohn starb. Es fühlt sich an, als würde ich den Monat noch einmal nacherleben und wir darauf zusteuern, dieses Baby auch zu verlieren. Ich möchte jeder über-positiven Person den Hals umdrehen, die mir sagt, dass das nicht zweimal hintereinander passiert. Das ist nicht nur wahnsinnig respektlos den Müttern gegenüber, denen es zweimal passiert IST, es ist auch respektlos mir gegenüber, weil es meine Ängste nicht ernst nimmt, nachdem, was wir durchgemacht haben."

Auch wenn der Verlustzeitpunkt der letzten Schwangerschaft schon länger überschritten ist, kann es beunruhigend sein, sich auf neuem Terrain zu bewegen, falls es noch keine lebenden Kinder gibt. Es gibt viele Fragen: Wie fühlen sich Wehen an, welche Körperempfindungen sind zu diesem Zeitpunkt normal, bei welchen sollte ich einen Arzt aufsuchen? Diese Frauen kaufen vielleicht zum ersten Mal Babyutensilien und melden sich für einen Geburtsvorbereitungskurs an. Andere entscheiden sich hingegen dagegen, sich wieder mit dem Thema zu konfrontieren, belegen keinen Kurs und warten mit dem Auspacken der Babysachen, bis das Baby tatsächlich da ist. Wenn nicht zuvor schon eine Krankschreibung oder ein Beschäftigungsverbot ausgestellt wurde, begibt sich die Frau gegen Ende des dritten Trimesters in den Mutterschutz. Dieser kann als dringend notwendige Erholung und zur Vorbereitung genutzt werden, und / oder als Zeit, um sich „verrückt zu machen". So drehen sich die Gedanken in aller Regel um nichts anderes mehr als um die bevorstehende Geburt und jede Bewegung des Babys wird angstvoll wahrgenommen. Nicht wenige Schwangere suchen beinahe täglich ihren Arzt auf, manche lassen sich gar für die letzten Wochen stationär aufnehmen.

Wenn das Thema Geburt lange ausgeblendet wurde, rückt es spätestens jetzt unaufschiebbar in den Fokus: Es stellt sich die Frage, an welchem Ort, mit welcher Unterstützung, in welchem Geburtsmodus das Kind geboren werden soll. Häufig drängen die Frauen auf eine möglichst frühe Entbindung, die oft per Einleitung oder Kaiserschnitt realisiert wird. Dies ist meist abhängig davon, welche Geburtserfahrungen in der Schwangerschaft des Verlustes und eventuell zuvor gemacht wurden.

Der eigene Körper wird manchmal als kein sicherer Ort für das Kind empfunden und viele Frauen beschreiben, dass sie „lieber ein lebendiges Frühchen haben, dem man mit den heutigen medizinischen Möglichkeiten gut helfen kann, als wieder ein totes Baby". Die Schwangerschaft stellt eine Art Black Box dar, in der immer nur vermutet werden kann, wie es dem Kind geht. Wo vorher eine möglichst natürliche Geburt das Maß aller Dinge war, wird oft der Wunsch nach Kontrolle und medizinischen Eingriffen übermächtig. Oder, wie eine Mutter es ausdrückt: „Das natürlichste ist der Tod. Ich brauche keine Natürlichkeit mehr."

Es kann schwierig sein, sich von den Vorstellungen des Umfeldes abzugrenzen, wenn dieses anderer Meinung ist („Mach einen Kaiserschnitt, das ist sicherer und kontrollierbarer. Besser ein geplanter Kaiserschnitt als ein Notkaiserschnitt." „Versuche eine natürliche Geburt, das kann eine heilende Erfahrung für dich sein. Und danach hast du dich schneller erholt und kannst dich besser um dein Kind kümmern."). Die Unsicherheiten und Entscheidungsmöglichkeiten, denen bereits Frauen ohne Verlusterfahrung ausgesetzt sind, stellen sich Frauen mit Verlusterfahrung in besonderem Maße und können zu starken Ambivalenzen und ausgeprägtem Grübeln führen, wenn Ängste die ursprünglichen Wünsche und Vorstellungen von einer Geburt überdecken.

2.9 Das Folgekind ist da

In den allermeisten Fällen dürfen die Eltern am Ende der Schwangerschaft ein lebendiges Kind in den Armen halten. Abhängig vom Verlauf der Geburt kann ein Gefühl der Heilung entstehen, welches manchmal durchaus einige Wochen oder Monate auf sich warten lässt. Grenzenlose Erleichterung und Glück brauchen teils eine Weile, um realisiert zu werden. Die existenzielle Dimension, die Geburten generell inne ist, wird erweitert um das Wunder, nach einer großen Katastrophe doch noch mit etwas Großartigem belohnt zu werden. Dies kann zusätzlich zur Pflege des Säuglings überfordernd sein. Schließlich liegt mit der Folgeschwangerschaft bereits eine extrem emotional ambivalente, anstrengende und nervenaufreibende Zeit hinter den Familien. Für die Frau gipfelte dies in der körperlichen und seelischen Anstrengung der Geburt, von der sie sich nun erholen muss. Üblicherweise kommt es zu einer Reaktivierung der Trauer, wenn die Eltern sich vor Augen führen, was sie mit ihrem Sternenkind nicht erleben durften. Zusätzlich zu der hormonellen Umstellung und den Ambivalenzen, die grundsätzlich mit neuer Elternschaft einhergehen, können sehr gegensätzliche und verwirrende Gefühle auftauchen.

> „Marie ist endlich da! Ich wünschte Ich wäre einfach überglücklich, aber es ist auch so bittersüß. Letztes Jahr um diese Zeit haben wir noch gebetet, dass Joshua die Zeit auf der Neonatalogie übersteht. Ich bin dankbar, denn obwohl die Kleine nicht geplant war und ich in der Schwangerschaft keine Verbindung zu ihr hatte, bin ich nun völlig verliebt in sie. Ich weiß, dass wir immer um ihn trauern werden. Beide Geburtstage so nah beieinander zu haben, ist wirklich schwierig. Seltsam ist auch, dass Leute, die mich nicht kennen, denken, es sei mein erstes Kind, dabei hatte ich ja schon vorher eine ganze Schwangerschaft und Geburt hinter mir und begreife mich als Mutter meines Sohnes. Und gleichzeitig ist alles neu und ich bin mit Vielem unsicher."

Häufig haben die Eltern insbesondere zu Beginn Ängste, die über die Sorgen hinaus gehen, die sich alle frisch gebackenen Eltern machen.

> „Die ersten Wochen und Monate mit dem neuen Baby waren die härtesten. Ich hatte so eine Angst um ihre Gesundheit und jeder Schnupfen war eine Katastrophe. Ich habe sie sogar ungern alleine bei meinem Mann gelassen, der eigentlich ganz wunderbar mit ihr ist, weil es sich so anfühlte, als könnte nur ich mich ‚richtig' um sie kümmern. Wenn sie friedlich in ihrem Bett schlief, sah ich meinen Sohn in seinem Sarg vor mir. Nach einem Jahr wurde es deutlich besser."

Manchmal, wenn der Verlust des vorangegangen Kindes nicht ausreichend verarbeitet werden konnte, es erschwerende Rahmenbedingungen gibt oder aus anderen Gründen eine höhere psychische Vulnerabilität vorliegt, kommt es zu Beeinträchtigungen in der Bindung zu den Folgekindern und zu langfristigen mütterlichen Belastungen.

> „Jetzt sind einige Jahre vergangen seit meiner stillen Geburt und ich habe zwei gesunde Kinder. Trotzdem komme ich nicht darüber hinweg, was mir passiert ist. Ich kann es nicht richtig erklären, aber es ist, als wäre ich körperlich da und geistig ganz wo anders. Mir geht es seelisch sehr schlecht und das hat Auswirkungen auf meine Kinder, ich habe keine richtige Verbindung zu ihnen. Manchmal, wenn sie mich anlächeln, muss ich weinen, weil ich sie so sehr liebe und mir wünsche, eine bessere Mutter zu sein. Ich habe Therapie gemacht, aber ich fühle mich innerlich einfach so traurig."

Wie ist es um weitere Schwangerschaften bestellt, wenn das Kind nach dem Verlust lebendig zur Welt gekommen ist? Die Frauen berichten meist, dass auch weitere Schwangerschaften belastet sein können.

> „Es war wirklich schwer zu entscheiden, ob wir uns noch eine weitere Folgeschwangerschaft zumuten wollten, nachdem die erste so schwierig war und ich so furchtbar viel Angst hatte. Es passierte dann doch und die zweite Folgeschwangerschaft war deutlich einfacher für mich. Vielleicht, weil ich damit beschäftigt war, meinem lebhaften Sohn hinterherzurennen."
>
> „Komischerweise bin ich jetzt in der zweiten Folgeschwangerschaft viel ängstlicher als in der ersten. Die erste war direkt auf den Verlust meines Sohnes gefolgt, ich war wie in Trance, vergrub mich in Arbeit und versuchte mich möglichst lange möglichst wenig mit der Schwangerschaft zu beschäftigen."

Die Zuversicht und Naivität von früher gibt es so nicht mehr. Die Geburt eines lebendigen Kindes wird nicht mehr als selbstverständlich erachtet.

2.10 Rückblick

Wie es um die verwaisten Mütter Jahre nach dem Verlust aussieht, ist sehr unterschiedlich. Vielen gelingt es irgendwann, das Erlebte in ihr Leben zu integrieren. Außerordentlich wichtig dafür ist, ob es möglich war, den Kinderwunsch doch noch zu realisieren.

> „Im Herbst werden es fünf Jahre, dass ich meine wunderschöne Tochter verloren habe. Ich wollte nicht mehr leben, musste aber für meine erstgeborene Tochter stark sein. Obwohl mir einige Ärzte davon abrieten, habe ich noch zwei gesunde Söhne bekommen, ohne die ich mir mein Leben nicht mehr vorstellen kann. Meine Kleine bleibt selbstverständlich für immer mein zweites Kind. Ich bin glücklicher als ich es je war. Es ist heute viel leichter, über sie zu sprechen. Natürlich gibt es Tage, an denen ich mich frage wie es wäre, zwei Mädchen gemeinsam aufzuziehen. Aber meine Kleine hat mir zwei wunderbare Söhne geschenkt. Mein Leben wäre sonst völlig anders."

Vielfach wird auch von positiven Auswirkungen berichtet, die der Schicksalsschlag nach einiger Zeit für sie hatte.

> „Rückblickend hat mir Max ein neues, besseres Leben geschenkt. Ich sehe vieles mit anderen Augen. Und er hat mir einen wundervollen Sohn, Felix, geschenkt. Er wäre ja sonst nicht da."

Selten wurde die Bedeutung des Leidens für unser Schicksal treffender formuliert als durch Frankl (2005):

> *„Das Leiden, die Not gehört zum Leben dazu, wie das Schicksal und der Tod. Sie alle lassen sich vom Leben nicht abtrennen, ohne dessen Sinn nachgerade zu zerstören. Not und Tod, das Schicksal und das Leiden vom Leben abzulösen, hieße dem Leben die Gestalt, die Form zu nehmen. Erst unter den Hammerschlägen des Schicksals, in der Weißglut des Leidens an ihm, gewinnt das Leben Form und Gestalt."* (Frankl 2005, S. 162)

3 Anamnese und Diagnostik

Auch unabhängig von Kindsverlust und Folgeschwangerschaft stellen Schwangerschaft und Geburt eine vulnerable Phase dar. Die Postpartalzeit ist eine der Phasen im Leben einer Frau, in der sie im Schnitt am anfälligsten für die Entwicklung einer psychischen Störung ist (Riecher-Rössler 2001). In Deutschland wird eine Psychotherapie von den Krankenkassen nur dann übernommen, wenn die psychische Belastung als krankheitswertige Störung nach ICD diagnostiziert wird. Auf Seiten der Klienten bzw. Patienten müssen dabei Leidensdruck, Behandlungswunsch und ausreichende Compliance bestehen.

Niederschwelliger und ggf. präventiv kann auf Ebene einer psychosozialen Beratung gearbeitet werden, z. B. über die kirchlichen Träger. Hier kann es beispielsweise darum gehen, den Trauerprozess zu erleichtern und beim Rückgriff auf Ressourcen zu unterstützen. Eine gute Anlaufstelle für Trauerbegleitung im engeren Sinne können auch (Kinder-)Hospize sein, wo die Chance naturgemäß sehr hoch ist, auf eine mit Trauerprozessen sehr erfahrene Fachperson zu treffen. Die Teilnahme an einer (ggf. moderierten) Selbsthilfegruppe kann ebenfalls unterstützend wirken.

Dem betroffenen Paar oder der Schwangeren direkt nach der medizinischen Diagnosestellung erste konkrete Anlaufstellen in der Region zu empfehlen und am besten schriftlich auszuhändigen, erscheint sinnvoll vor dem Hintergrund der hohen Belastung. Leider geschieht dies, bei psychischen Belangen im Vergleich zu somatischen, in vielen medizinischen Einrichtungen noch nicht, weshalb ein großer Teil der Betroffenen nicht in entsprechenden Maßnahmen landet, insbesondere wenn die Betroffenen zuvor keinen Kontakt zu fachlicher Hilfe hatten. Idealerweise sollten die Fachpersonen entsprechende Materialien bereithalten, statt sich auf den allgemeinen Hinweis „Sie sollten sich Hilfe holen“ zu beschränken. In der Regel profitieren Eltern nach Verlusterfahrung oder bei anschließender Kinderplanung und Folgeschwangerschaft von spezialisierter Begleitung.

Die psychotherapeutische Behandlung erfolgt störungsspezifisch (z. B. Expositionsbehandlung bei Zwangsstörung) unter Einbezug der speziellen Erfahrungen und Rahmenbedingungen der Patienten und darauf zugeschnittene Interventionen, die im Therapieteil erläutert werden. Folgende Punkte sind bei der Erhebung der Anamnese insbesondere zu beachten:

- Wie genau waren die Umstände des Verlustes (Zeitpunkt, Ursache, hilfreiche und nicht hilfreiche Reaktionen des Umfeldes, Art des Abschiednehmens)?
- War das Kind erwünscht?
- Hat es lange gedauert, bis das Kind gezeugt wurde und war medizinische Hilfe vonnöten?
- Gibt es psychische Vorerkrankungen, auch subsyndromal?
- Welche Symptome liegen aktuell vor?
- Welches Ausmaß sozialer Unterstützung erhalten die Betroffenen? Wie sind generell die sozialen Rahmenbedingungen?
- Leiden die Betroffenen unter Schuldgefühlen bezüglich dem Verlust des Kindes?
- Wie stabil ist die Paarbeziehung und wie gehen beide Partner mit dem Verlust um?
- Wie gehen lebende Geschwisterkinder mit dem Verlust um?
- Welcher Berufstätigkeit geht die Eltern nach und gibt es Ideen, wie diese gestaltet werden können?
- Gab es abgesehen vom Verlust in letzter Zeit größere Veränderungen oder stehen diese an?
- Gibt es frühere Verlusterlebnisse und / oder Traumata bei einem der beiden oder beiden Partnern? Diese können in Zusammenhang mit Schwangerschaft und Geburt stehen, müssen aber nicht (z.B. Trennung, Krankheit, Tod in der Herkunftsfamilie).

Im folgenden werden Störungsbilder beschrieben, die im Zusammenhang mit Kindsverlust und Folgeschwangerschaft eine wichtige Rolle spielen. Natürlich können grundsätzlich auch schon vor dem Verlust jegliche Störungen vorliegen, die entsprechend zu behandeln sind. Die hier beschriebenen Störungsbilder wurden ausgewählt, da sie eng mit Schwangerschaft und Verlusterlebnissen assoziiert sind und häufig als Folge dessen auftreten können.

3.1 Trauer und anhaltende Trauerstörung

Trauer

Lammer (2014) definiert Trauer als „die normale Reaktion auf einen bedeutenden Verlust“ (S. 2) Trauern heißt nicht unbedingt, in erster Linie traurig zu sein. Trauer wird charakterisiert durch einen Wechsel an Gefühlen wie Sehnsucht, Wut, Verzweiflung, Schuld, Scham und Angst, aber auch Liebe und Dankbarkeit. Sie verläuft oft wellenförmig und ist in Intensität und Rhythmus kaum vorhersehbar. Nach Lammer (2014, S. 79) haben Trauernde bestimmte Aufgaben zu bewältigen (Abbildung 1).

Aufgaben der Trauerbegleitung

T od begreifen (Realisation)
R eaktionen Raum geben (Initiation)
A nerkennung des Verlustes (Validation)
U ebergänge unterstützen (Progression)
E rinnern und Erzählen ermutigen (Rekonstruktion)
R isiken und Ressourcen einschätzen (Evaluation)

Abbildung 1: Aufgabenmodell nach Lammer (2014, S. 79).

Wenn die Trauer in ihrer Intensität und Dauer weit über das in der betreffenden Kultur anzunehmende Maß hinaus geht, sollte überprüft werden, ob eine pathologische Form des Trauerns in Form einer anhaltenden Trauerstörung vorliegt.

Um den Umstand einer nicht der Norm entsprechenden Trauer zu beschreiben, wurde von verschiedenen Gruppen von Forschenden eine Vielzahl von Begrifflichkeiten verwendet, u. a. pathologische Trauer, komplizierte Trauer, prolongierte Trauer und anhaltende Trauer, die jeweils unterschiedliche Schwerpunkte bei der Definition setzten. Im Rahmen der geplanten Neuauflage der ICD-11 einigte man sich schließlich auf die Begrifflichkeit der „anhaltenden Trauerstörung“, die sich größtenteils an den von Prigerson et al. (2009) vorgeschlagenen Diagnosekriterien orientiert (Münch 2020).

Anhaltende Trauerstörung

Epidemiologie: Wie bereits beschrieben, zeigen zwei Jahre nach perinatalem Kindsverlust immer noch 59% der Betroffenen Symptome komplizierter Trauer (Kersting und Wagner, 2012).

Diagnostik: Zahlreiche Forschungsergebnisse sprechen für die Existenz einer anhaltenden Trauerstörung als eigenständige Diagnose (u.a. Boelen 2013, Bonanno et al. 2007). Mittlerweile haben sich diese in den einschlägigen Klassifikationssystemen niedergeschlagen.

International Classification of Diseases (ICD): Ins ICD-11, welches 2019 von der Weltgesundheitsorganisation verabschiedet wurde und 2022 in Kraft treten soll, wurde die anhaltende Trauerstörung mit folgenden Kriterien neu aufgenommen (ICD-11 2020, übersetzt von I. F.):

Anhaltende Trauerstörung nach ICD-11

1. Anhaltende und tiefgreifende Trauerreaktion nach dem Tod einer nahestehenden Person (z.B. Partner, Kind, Elternteil)
2. Sehnsucht nach der verstorbenen Person oder andauernde Beschäftigung mit ihr, welche einhergeht mit emotionalem Schmerz (z.B. Traurigkeit, Schuldgefühle, Wut, Verleugnung / Verdrängung, Schwierigkeiten, den Tod zu akzeptieren, das Gefühl einen Teil des eigenen Selbst verloren zu haben, die Unfähigkeit eine positive Stimmung zu erleben, emotionale Taubheit, Schwierigkeiten beim Nachgehen sozialer oder anderer Aktivitäten)
3. Die Trauerreaktion persistiert über einen atypisch langen Zeitraum nach dem Verlust (mehr als mindestens 6 Monate)
4. Die Trauerreaktion übersteigt deutlich die erwarteten sozialen, kulturellen oder religiösen Normen für die Kultur und den Kontext der Person (Trauerreaktionen, die über einen längeren Zeitraum persistieren, jedoch im Rahmen des kulturellen und religiösen Kontextes der Person als normal angesehen werden werden als normale Trauerreaktionen betrachtet und erhalten keine Diagnose)
5. Die Störung führt zu einer signifikanten Beeinträchtigung der persönlichen, familiären, sozialen, ausbildungs- und beruflichen sowie anderer wichtiger Funktionsbereiche

Diagnostic and Statistical Manual of Mental Disorders (DSM): Ins DSM-5 wurde die persistierende komplexe Trauerstörung nun in die Forschungskriterien aufgenommen. Die Forschungskriterien sollen nicht zum Diagnosestellen in der klinischen Praxis genutzt werden, sondern eine gemeinsame Basis für weitere Forschungsbemühungen darstellen. Nach dem Verlust sollten mindestens zwölf Monate vergangen sein, bevor diese Störung diagnostiziert wird (American Psychiatric Association 2014).

Im Vergleich zum DSM-IV ist das so genannte Ausschlusskriterium bei der Major Depression weggefallen, weshalb nun zwei Wochen nach dem Tod eines nahen Angehörigen prinzipiell eine Depression vergeben werden kann (im DSM-IV wurde diese innerhalb von zwei Monaten nach dem Verlust nicht diagnostiziert) (American Psychiatric Association 2014, 2003). Diese Änderung hat sowohl in Fachkreisen als auch in der Öffentlichkeit für viel Kritik gesorgt. Bei näherem Hinsehen ist die Sorge, dass dadurch normale Trauer als psychische Störung diagnostiziert werden könnte, jedoch nicht berechtigt, da zumindest in der 5. Auflage des DSM-5 von 2013 bei der Definition einer psychischen Störung folgendes gelistet ist: „Eine erwartbare oder kulturell angemessene Reaktion auf eine Belastung oder einen Verlust wie den Tod einer geliebten Person ist keine psychische Störung“ (S. 20, übersetzt von I.F.). In den Erläuterungen unter den Depressionskriterien findet sich zudem der Hinweis, dass eine normale Trauerreaktion von einer depressiven Störung abgegrenzt werden muss. Die Entscheidung darüber, welche Reaktionen Krankheitswert haben, obliegt damit zum Großteil dem Urteil der diagnostizierenden therapeutischen Fachperson.

Differenzialdiagnostik: Obgleich es Überschneidungen zwischen der Diagnose der anhaltenden Trauerstörung und der Depression sowie der PTBS gibt, handelt es sich um abgrenzbare Diagnosen, wenn auch mit hohen Komorbiditätsraten. Offensichtlich kann die Diagnose der anhaltenden Trauerstörung nur vergeben werden, wenn eine nahestehende Person verstorben ist. Bei der Depression und der PTBS ist ein vorangegangenes Verlustereignis für die Diagnose dieser Störungen nicht erforderlich, wohl aber möglich (Münch 2020). Weitere Gemeinsamkeiten und Unterschiede finden Sie in Tabelle 1 (Münch 2020).

Tabelle 1: Gemeinsamkeiten und Unterschiede von Depression und anhaltender Trauerstörung (nach Münch 2020).

	Überschneidungen mit der anhaltenden Trauerstörung	**Unterscheidungsmerkmale der anhaltenden Trauerstörung**
Depression	Trauergefühle	Keine Gefühle der Wertlosigkeit und Selbstabwertung
	Schuldgefühle	Schuldgefühle beziehen sich auf den Verlust und dessen Umstände
	Suizidgedanken	Keine motorische Verlangsamung
	Soziale Isolation	Antidepressiva bleiben weitgehend wirkungslos
	Rückläufiges Interesse am täglichen und sozialen Leben	
PTBS	Reaktion auf eine schwere Belastung	Trauer und Sehnsucht stehen im Vordergrund (vs. Angst und Verunsicherung bei der PTBS)
	Auftreten von Intrusionen	Es können sich auch positive Erinnerungen an den geliebten Verstorbenen aufdrängen (vs. PTBS: auftretende Intrusionen sind ausgeprägter, belastender und ausschließlich negativ)

Münch (2020) fasst außerdem die Ergebnisse so genannter Netzwerkanalysen zusammen. Diese stellen die Symptome oder Symptomgruppen dar, die bei der jeweiligen Störung im Vordergrund stehen, und sind hilfreich bei der Unterscheidung. Bei anhaltender Trauerstörung: Sehnsucht, emotionaler Schmerz, Gefühl der Sinnlosigkeit, Schock, Betäubung. Bei Depression: niedergedrückte Stimmung, Verlust von Interesse und Freude, Antriebslosigkeit, schnelle Erschöpfung und Ermüdung. Bei PTBS: Hypervigilanz, starke physiologische Reaktionen, Schlafstörungen.

Kritische Aspekte der Klassifikation: In der ICD-11 wird ab einem Zeitkriterium von sechs Monaten eine anhaltende Trauerstörung vergeben. Demnach liegt bei länger als sechs Monate andauernder Trauer ein pathologischer Prozess vor. Im DSM-5 ist es möglich, zwei Wochen nach dem Verlust eines nahen Angehörigen eine Depression zu diagnostizieren. Zwar müssen in beiden Klassifikationssystemen die jeweilige Kultur und der Kontext der Person berücksichtigt werden, was zu einem gewissen Spielraum bei der Diagnosestellung führt. Aber ab wann ist tiefe Trauer um das eigene Kind nicht mehr angemessen? Wagner (2016) fasst Studien zusammen, die unterschiedliche Zeitspannen je nach Trauergruppe berichten – so zum Beispiel zeigten in einer Studie von Prigerson et al. (2009) ältere verwitwete Menschen im Durchschnitt eine bedeutsame Abnahme von Trauersymptomen innerhalb von sechs Monaten. Dieses Ergebnis spielte eine wichtige Rolle bei der Definition des Sechs-Monatskriteriums in der ICD-11. Im Kontrast dazu beschreibt Wagner (2016) Studien mit Eltern, die ein Kind verloren haben, die auch 20 Monate bzw. vier bis neun Jahre danach Symptome anhaltender Trauer zeigten. Dies wirft die Frage auf, ob beim Zeitkriterium nach Art des Verlustes unterschieden werden müsste oder ob bestimmte Verlustarten einfach mit höherer Wahrscheinlichkeit zu einer anhaltenden Trauerreaktion führen.

Lin und Lasker (1996) untersuchten Trauerreaktionen von Eltern nach frühem Kindsverlust über einen Zeitraum von zwei Jahren. Die Verlaufsmuster der Trauer unterschieden sich deutlich voneinander und wurden in vier Gruppen eingeteilt: Nur bei 41% der Eltern sank die Trauer über den Verlauf von zwei Jahren mit einer deutlichen Abnahme nach dem ersten Jahr. Auch nach dem zweiten Jahr waren die Trauerwerte noch erhöht. Die restlichen Betroffenen zeigten eine verzögerte Trauerreaktion, einen umgekehrten Verlauf (Zunahme der Trauerreaktion) oder eine vergleichsweise konstant niedrige Trauerreaktion. In der letzten Gruppe befanden sich überdurchschnittlich viele Betroffene nach früher Fehlgeburt, Eltern mit bereits lebenden Kindern, Männer sowie Personen mit höherem Bildungsstand und höherem Lebensalter. Es lässt sich ableiten, dass Trauerreaktionen nach dem frühen Verlust eines Kindes abhängig von den assoziierten Faktoren sehr variabel und eher langanhaltend sind.

Die Erfahrung zeigt, dass sich nach dem frühen Verlust eines Kindes die Trauer insbesondere um den ersten Todestag herum noch einmal intensiviert, so dass ein Zeitraum unter zwölf Monaten aus dieser Sicht wenig tauglich erscheint.

Durch ein für die Verlustart zu kurz bemessenes Zeitkriterium besteht die Gefahr einer ungünstigen Pathologisierung des sinnvollen und gesunden Trauerprozesses. Intensives Leiden und sozialer Rückzug nur wenige Wochen und Monate nach dem Tod eines Kindes oder des langjährigen Partners stellen einen adaptiven Anpassungsprozess dar und sind eher die Regel als die Ausnahme. Hiermit wird auch auf einer gesellschaftlichen Ebene das Signal gesendet, dass Trauer falsch und krankhaft ist, was es den Betroffenen (und jeder ist irgendwann betroffen) schwierig macht, einen gesunden Umgang damit zu finden. Langfristig kann dies zur Unterdrückung der Emotionen bzw. des Verarbeitungsprozesses und damit erst recht zu sich lange hinziehendem Leiden führen.

Positive Aspekte der Klassifikation: Trotzdem kann eine frühere Diagnose in Fällen nützlich sein, in denen sehr ausgeprägte Symptome gezeigt werden, es fast keine Bereiche der Freude und Entlastung gibt und generell keine Veränderung der Trauer erkennbar ist. Bei einem Prozess wie Trauer, der so individuell ist wie die Beziehung zum Verstorbenen, ist eine Differenzierung per se komplex. Jedoch können auch subklinische Ausprägungen einer anhaltenden Trauerstörung langfristig klinisch relevant sein. Erfahrungsgemäß suchen Menschen nach einem Verlust manchmal Jahre später wegen anderer Beschwerden eine psychotherapeutische Behandlung auf, in deren Rahmen sich zeigt, dass ein Teil der Beschwerden auf schlecht verarbeitete Trauer zurückgeht. Bei aller Kritik ermöglicht die Diagnose eine frühzeitige Erkennung von Personen in einem ungünstigen Trauerprozess und deren fachkundige Unterstützung

3.2 Depression

Epidemiologie: Die Raten für die Entwicklung einer Depression sind nach einem frühen Kindsverlust deutlich erhöht. In einer amerikanischen Studie hatten Frauen neun Monate nach einer stillen Geburt oder nach einem frühen Säuglingstod eine vierfach erhöhte Wahrscheinlichkeit für ein positives Depressions-Screening im Vergleich zu einer Kontrollgruppe nach einer Lebendgeburt, auch nachdem persönliche und demografische Risikofaktoren herausgerechnet worden waren (Gold et al. 2016).

Differenzialdiagnostik: Neben der depressiven Reaktion auf den Tod des Kindes, die sich bis in die Folgeschwangerschaft hineinziehen kann und durch deren spezifische Herausforderungen verstärkt werden kann, spielt auch die so genannte „Wochenbettdepression“ oder postpartale Depression eine wichtige Rolle bei der Begleitung von Müttern nach Kindsverlust.

Postpartale Depression: Etwa 25–50% aller Wöchnerinnen entwickelt in den ersten drei bis fünf Tagen nach der Entbindung eine kurzfristige depressive Verstimmung (Ärzteblatt 2007), den so genannten Baby Blues (auch etwas unschön als „Heultage“ tituliert), der durch Affektlabilität und Empfindlichkeit gekennzeichnet ist. Dieser ist auf die hormonelle Umstellung und die Anpassung an die neue Lebenssituation zurückzuführen und stellt keine psychiatrische Auffälligkeit im engeren Sinne dar. Etwa 10–15% aller jungen Mütter leiden jedoch in den ersten Monaten nach der Geburt an einer länger anhaltenden, behandlungsbedürftigen Depression (Ärzteblatt 2007). Körperliche Ursachen wie genetische Veranlagung, gestörter Schlaf und hormonelle Umstellung treffen auf weitere Faktoren wie Rollenfindung, Perfektionismus, fehlende Unterstützung und Mutterbild-Mythen.

Depression bei Eltern mit Kindsverlust: Nach der Geburt eines gesunden Folgekindes sind häufig die Erwartungen an das Glücksgefühl nach der Geburt noch mehr übersteigert als bei Müttern ohne Verlust in der Vorgeschichte („Ich müsste eigentlich so dankbar sein!"). Die Trauer um das verlorene Kind kann sich noch einmal verstärken und kann auf eine ausgeprägte Kraftlosigkeit als Folge der unter hoher Anspannung verbrachten Schwangerschaft treffen.
Die Stellung einer Diagnose wird oft durch Scham- und Schuldgefühle, durch eigene Ansprüche und / oder die Erwartungshaltung der Gesellschaft erschwert.

Diagnostik: Die Kodierung erfolgt wie üblich als Depression (ICD-10: F32 oder F33), durch den Zusatz O99.3 kann die Verbindung zum Wochenbett dokumentiert werden (Dilling et al. 2015). Als self-report Screening-Instrument, auch im gynäkologischen Kontext, eignet sich die EPDS (Edinburgh Postnatal Depression Scale; Cox et al. 1987; dt. Fassung abrufbar unter https://postpartale-depression.ch/images/media/pdf/downloads/EPDS_deutsch.pdf, 29.12.20). Falls die Kriterien nicht erfüllt werden, sollte geprüft werden, ob eine Anpassungsstörung vorliegt.

Prognose: Eine Depression während der Schwangerschaft ist ein wichtiger Prädiktor für eine postpartale Depression. Die postpartale Depression wiederum neigt zur Chronifizierung und kann Bindungsstörungen zum Kind begünstigen, weshalb eine rechtzeitige Behandlung außerordentlich wichtig ist. Im Extremfall ergibt sich eine Eigen- und Fremdgefährdung von Mutter und Kind durch Suizid oder erweiterten Suizid, z. B. mit dem Gedanken, durch den eigenen Tod dem Ehemann eine neue Frau und bessere Mutter für das Kind zu ermöglichen oder durch die Tötung des Kindes diesem ein „schreckliches Leben" zu ersparen. Mehr Informationen zur postpartalen Depression siehe z. B. Rohde und Dorn (2007). Psychotherapeutische Ansätze dazu finden Sie z. B. im Behandlungsleitfaden von Wortmann-Fleischer et al. (2016). Für einen Überblick zu Erkenntnissen der Säuglingsforschung und geeigneten Behandlungsansätzen in der Eltern-Säuglings-Psychotherapie siehe Möhler (2013).

3.3 Posttraumatische Belastungsstörung

Epidemiologie: Eine posttraumatische Belastungsstörung tritt nach ca. 2% aller Entbindungen auf (Rohde / Dorn, 2007). In der bereits beschriebenen Studie von Gold et al. (2016) war die Wahrscheinlichkeit für früh verwaiste Mütter, ein positives Screening auf eine PTBS zu erhalten im Vergleich zur Kontrollgruppe siebenfach erhöht.

Potenziell traumatisierende Aspekte einer Geburt: Auch Entbindungen, an deren Ende ein gesundes oder zumindest lebendes Kind steht, werden nicht selten als traumatisch und wenig selbstbestimmt erlebt. Glücklicherweise entsteht in unserer Gesellschaft langsam mehr und mehr ein kritisches Bewusstsein dafür, dass dies kein Normalfall sein sollte, und dass Frauen ein Recht auf eine respektvolle Begleitung vor, unter und nach der Geburt haben. Zusätzlich zu den Belastungen des unplanbaren Geburtsvorganges mit seinen möglichen und oftmals nicht zu verhindernden Komplikationen (z. B. Frühgeburt, Notfallkaiserschnitt, Zangengeburt), kann die Mutter diese Erlebnisse nicht als notwendiges Übel für das Geschenk eines lebendigen Kindes einordnen. Neben dem Grauen, ihr Kind tot zu gebären, kommen diese Erfahrungen noch hinzu.

Traumatische Todesumstände: Cacciatore (2017) beschreibt in „Bearing the Unbearable", in welchem sie sich mit der Natur des Trauerns beschäftigt und Wege aufzeigt, diese zu leben, welche Todesarten grundsätzlich besonders häufig als traumatisch erlebt werden: ein plötzlicher und unerwarteter Tod, ein gewaltsamer oder entstellender Tod, ein Tod, der einem langen Leiden folgt, Tod durch Suizid und durch Mord sowie der Tod eines Kindes, gleich in welchem Alter und aufgrund welcher Ursache. Die Auswirkungen des Traumas können erheblich durch den Kontext verstärkt werden (unsensible Mitteilung des Todes, wenig würdevoller Umgang mit dem verstorbenen Kind, Invalidierung der Trauer durch Personen aus dem Hilfesystem oder dem persönlichen Umfeld).

Insbesondere, wenn bereits eine frühere Traumatisierung (z. B. sexueller Missbrauch) vorliegt, ist die Gefahr der Entwicklung einer posttraumatischen Belastungsstörung erhöht (Neurologen und Psychiater im Netz 2020).

Subsyndromale Symptome: Auch bei subsyndromalen Auffälligkeiten (z. B. deutliches Vermeiden, ohne dass das Vollbild der Störung erfüllt wird) kann es hilfreich sein, eine Exposition mit den traumatischen Ereignissen zu fördern, z. B. durch ein Gespräch in einer psychologischen Beratung oder Therapie oder durch das Aufschreiben des Erlebten.

3.4 Angststörungen

Epidemiologie: Nach perinatalen Verlusten ist die Prävalenz von Angststörungen erhöht, wie Gold et al. (2014) für die generalisierte Angststörung und die soziale Phobie, jedoch nicht für die Panikstörung zeigen konnten. Geller et al. (2001) beschrieben ein vermehrtes Auftreten von Panikstörungen nach Fehlgeburten.

Angststörungen in der Folgeschwangerschaft: Während das vermehrte Auftreten von Ängsten während Folgeschwangerschaften gut untersucht ist (z. B. Brier 2004), gibt es wenig Erkenntnisse bezüglich des Auftretens von Angst*störungen* nach ICD-10. Grundsätzlich treten Angststörungen bei Schwangeren nicht häufiger auf als in der Allgemeinbevölkerung (Martini et al. 2008). Da Folgeschwangerschaften von stärkeren Ängsten begleitet sind, könnten sich möglicherweise auch Angststörungen stärker zeigen.

Bezüglich der Genese einer *Panikstörung* bei Folgeschwangerschaften kann gemutmaßt werden, dass ein erhöhter Fokus auf die zahlreichen schwangerschaftsbedingten körperlichen Veränderungen und eine veränderte Körperwahrnehmung die Frauen in dieser Zeit vulnerabler macht für eine Missinterpretation ihrer Körpersymptome, was grundsätzlich die Entstehung einer Panikstörung fördern kann. So zum Beispiel kann der eigene Puls durch die gesteigerte Durchblutung intensiver wahrgenommen werden und es kann zu Atemproblemen beim Schlafen kommen (z. B. ausgelöst durch das schwangerschaftstypische Vena-cava-Kompressionssyndrom). Dies könnte eine dauerangespannte Folgeschwangere leichter in den Teufelskreislauf der Angst rutschen lassen.

Theoretisch sind Überschneidungen zur *generalisierten Angststörung* vorstellbar, etwa im Fall von psychovegetativer Übererregung. Es könnten intensive Sorgen und Rückversicherungsverhaltensweisen bezüglich der Schwangerschaft und des Babys auftreten, die sich gegebenenfalls auch auf andere nahestehende Personen ausweiten könnten.

Burden et al. (2016) berichten höhere Raten von *sozialer Phobie* bei verwaisten Eltern. Bezüglich dieser Störung gibt es kaum Evidenzen bzgl. der Genese im Rahmen früher Verluste. Eventuell spielt hier der oft beobachtete soziale Rückzug nach dem Verlust des Kindes und in der Folgeschwangerschaft eine Rolle.

Diagnostische Überlegungen: Generell ist diskutabel, wie sinnvoll die Vergabe einer psychischen Störung ist, wenn diese auf die Folgeschwangerschaft begrenzt ist und eventuell danach remittieren wird. Auch ist erhöhte Vorsicht und Vigilanz nicht per se unangebracht vor dem Hintergrund, dass es je nach Fall ein gewisses Wiederholungsrisiko gibt. Deshalb ist im Zweifelsfall zu überlegen, ob die Symptome wirklich eine separate Angststörung begründen, oder nicht eher im Rahmen einer Depression aufgehen und entsprechend depressionsspezifisch behandelt werden sollten. So erscheint es wenig hilfreich, eine Frau, die bereits ein Kind verloren hat, bzgl. eines möglichen weiteren Kindsverlusts in sensu zu exponieren. Sollte eine Exposition als Mittel der Wahl identifiziert werden, ist dies mit Patientin und behandelndem Arzt besprechen (die eventuelle Auslösung von Wehen und die intrauterine Stressexposition des Ungeborenen sind hier Stichworte). Eventuell ist eine gestufte Konfrontation vorzuziehen. Weiterhin kann der Fokus bei Ängsten, auch wenn sie im Rahmen einer anderen Störung auftreten, auf Angstbewältigung und Entspannungsverfahren gelegt werden.

3.5 Zwangsstörungen

Kurz hingewiesen werden soll hier noch auf Zwangsstörungen, die im Rahmen von Schwangerschaft und Geburt häufig erstmalig auftreten oder exazerbieren (Mania et al. 1999). Brier (2004) weist auf das erhöhte Risiko für die Entwicklung einer Zwangserkrankung nach einer Fehlgeburt hin. Meist beziehen sich Symptome in diesem Rahmen auf eine übertriebene Angst vor Kontaminierung und es werden folglich vermehrt Sauberkeitsrituale durchgeführt. Weiterhin können aggressive Zwangsgedanken auftreten, mit der unbegründeten Angst, dem eigenen Kind etwas anzutun. Da diese Zwangsgedanken meist sehr schambesetzt sind, macht es Sinn, sie während der Diagnostik vorwegzunehmen („Einige Mütter äußern Gedanken wie …“). Bei einer diagnostizierten Zwangsstörung stellt Exposition mit Reaktionsverhinderung ein Mittel der Wahl dar.

4 Typische Problemfelder und Behandlungsstrategien

Wie schon dargelegt, existieren zum Stand 2020 kaum offizielle Therapiemanuale zum Thema früher Kindsverlust und keine zum Thema Folgeschwangerschaft. Die hier geschilderten Interventionen basieren auf anerkanntem Wissen aus der kognitiven Verhaltenstherapie zu den Themen Trauer, Depression, Angststörungen und PTBS und wurden auf Basis persönlicher Erfahrungen und der Erfahrungen zahlreicher anderer Betroffener sowie der von Praktikern bereits erfolgreich genutzten Ansätze auf den Bereich früher Kindsverlust adaptiert. Es sollen Anstöße geliefert werden, die Sie als Fachperson passend zu Hintergrund, Diagnose und Persönlichkeit der Patientin, als auch zu Ihrem therapeutischen Stil auswählen und anpassen können.

Als Selbsthilfeliteratur für die Betroffenen können unterstützend Ratgeber empfohlen werden (Literaturliste für früh verwaiste Eltern in den Therapie-Materialien).

Grundsätzlich ist es wichtig, im Hinterkopf zu behalten, dass bereits eine Schwangerschaft und Postpartalzeit ohne vorangegangene Verlusterfahrung große Anforderungen an die Anpassungsleistung einer Frau bzw. eines Paares bedeutet und prinzipiell eine vulnerable Phase für die Entwicklung psychischer Störungen darstellt. Als Stichworte seien hier ambivalente Gefühle bezüglich einer existenziellen Veränderung, körperliche Beschwerden und Veränderungen, Umgang mit schwangerschaftsbedingten Komplikationen, hormonelle Veränderungen, Geburtsängste, Rollenfindung sowie Veränderungen in der Paarbeziehung und Sexualität genannt, denen sich die Klienten zusätzlich zu ihrem Verlusterlebnis stellen müssen.

4.1 Trauer

Auch wenn Trauer, wie bereits beschrieben, ein natürlicher und wichtiger Prozess ist, der nicht vorschnell pathologisiert werden sollte, kann es sehr hilfreich sein, psychologische Hilfestellung zu geben. Im Falle eines als sehr schwer erlebten Verlustes, wenn Trauer lange verdrängt wird oder die Alltagsfähigkeit der

Person über einen langen Zeitraum stark beeinträchtigt wird, ist in der Regel eine psychotherapeutische Behandlung indiziert. Auch frühere, nicht verarbeitete Verluste können wieder aufbrechen und reaktiviert werden, sodass diese ebenfalls im Rahmen der Sitzungen bearbeitet werden sollten.

Validation der Trauer: Generell ist es wichtig, zu normalisieren und zu vermitteln, dass es keine richtige und keine falsche Art gibt, nach einem solchen Verlust zu trauern. Dauer und Intensität der Trauer sind für das Umfeld manchmal schwer nachvollziehbar – vor allem wenn, im Falle eines vorgeburtlichen Todes, das Kind außer den Eltern niemand gekannt hat. Trauer und Liebe sind zwei Seiten einer Medaille. Ziel der Therapie sollte nicht sein, das „Symptom Trauer" zu reduzieren, sondern den Menschen geduldig, neugierig und mit unbedingter Wertschätzung durch diesen Prozess zu begleiten und auch von ihm zu lernen.

Balance zwischen Verlust anerkennen und Leben wiederfinden: Es kann hilfreich sein, wenn die Klienten sich einerseits bewusst Trauerzeiten nehmen, sich andererseits aber auch Zeiten einräumen, die anderen Aspekten ihrer Lebenswelt gewidmet sind. Das Ziel ist, ein gutes Gleichgewicht zu erhalten. Dieser Vorschlag stützt sich auf das duale Prozessmodell von Stroebe und Schut (1999). Dieses Modell unterscheidet zwischen zwei Arten von Stressfaktoren: *verlustorientierten* Stressfaktoren, die sich auf den Verstorbenen beziehen (z. B. Trauerarbeit, Grübeln, Transformieren der Bindung zum Verstorbenen) und *wiederherstellungsorientierten* Stressfaktoren, die sich auf eine Anpassung an ein Leben ohne den Verstorbene beziehen (z. B. Aufbau einer neuen Identität, Leugnung des Schmerzes, neue Rollen und Beziehungen aufnehmen). Das Modell schlägt vor, adaptives Trauerbewältigungsverhalten als dynamischen Prozess aus Konfrontation und Vermeidung von verlust- und wiederherstellungsbezogenen Stressfaktoren zu sehen. Dieses Modell wurde von Shear et al. (2005) erfolgreich in ihrem Therapieprogramm zu komplizierter Trauer genutzt.

Verständnis für und Arbeit mit dem Verlauf der Trauer: Neben dem Geburts- und Todestag des Kindes intensiviert sich die Trauer auch an anderen wichtigen Jahrestagen (errechneter Geburtstermin, Muttertag, Weihnachten, eigene Geburtstage). Seien Sie sich dessen bewusst und bereiten Sie diese Termine mit der Klientin gut vor (Welche Gefühle sind zu erwarten? Welche Rituale können hilfreich sein? Wie kann Selbstfürsorge um diese Termine herum aussehen, z. B. frei nehmen, belastende Kontakte vermeiden?). Nachdem ein ganzes Trauerjahr nach dem Verlust erlebt wurde und die Trauer um den Geburts- und / oder

Todestag noch einmal einen Höhepunkt erfahren hat, wird sie im folgenden Jahr oft als erträglicher wahrgenommen.

Auch wenn viele Patientinnen relativ schnell nach dem Verlust wieder schwanger werden, bedeutet dies nicht, dass die Trauer um das verlorene Kind abgeschlossen ist. Vielmehr zeigen sich in der neuen Schwangerschaft auch neue Aspekte der Trauer. Ebenso kann die Geburt eines Folgekindes den Eltern schmerzlich vor Augen führen, was sie mit ihrem verstorbenen Kind nie erleben werden und das Fehlen in der Familie verdeutlichen. Dies ist insbesondere der Fall, wenn zuvor wenig getrauert wurde, z. B. weil die Gefühle als zu intensiv erlebt wurden, um zu „funktionieren“, weil es wenig Verständnis im Umfeld gab oder weil eine schnell eingetretene Folgeschwangerschaft viele Kapazitäten gefordert hat. Auch bei länger zurückliegenden Verlusten kann es hilfreich sein, aktive Trauerarbeit zu fördern.

Keine Berührungsängste: Erfahrungsgemäß scheinen einige Therapeuten vor der Bearbeitung von Trauerthemen im Rahmen einer Schwangerschaft zurückzuschrecken. Hintergrund sind hier oft Ängste bezüglich der Belastbarkeit schwangerer Frauen und eventuellen Auswirkungen auf das Ungeborene. Machen Sie sich bewusst, dass die Patientin diese Gefühle so oder so erlebt und im Rahmen der Beratung oder Therapie, wenn gewünscht, besser kanalisieren kann. Möglicherweise kann es jedoch im Rahmen der Konfrontation mit der Trauer zu einer zeitweiligen Verschlechterung der Symptome kommen, insbesondere, wenn die Trauer lange Zeit verdrängt wurde. Im Sinne des Dualen Prozess Modells der Trauer sollte dann besonders auf ein gutes Gegengewicht ressourcenorientierter Maßnahmen geachtet werden.

Stichwort posttraumatisches Wachstum: Nachdem lange nur die negativen Auswirkungen von Verlusten, Traumata und Krisen thematisiert wurden, sind immer mehr positive Veränderungen in deren Folge in den Vordergrund gerückt. Während Untersuchungen zur Resilienz auf die Erholung nach sehr belastenden Lebensereignissen fokussieren (Werner 2013), geht die Forschung zum posttraumatischen Wachstum einen Schritt weiter, indem sie nach positiven Veränderungen sucht (Tedeschi / Calhoun 1996). Prinzipiell scheinen die meisten Menschen zum Überstehen von Krisen gut gerüstet. Nicht wenige erleben danach z. B. eine Verbesserung ihrer sozialen Beziehungen, eine Stärkung ihrer Spiritualität und erhöhte Dankbarkeit (Tedeschi / Calhoun 1996). Wie bereits erwähnt, engagieren sich zahlreiche früh verwaiste Eltern, um die Situation anderer Betroffener zu verbessern, bilden sich als Trauerbegleiter fort oder verändern ihre Prioritäten im positiven Sinne.

Auf keinen Fall jedoch sollte der Fehler gemacht werden, dies zu glorifizieren oder gar zum Maßstab für Eltern nach einem Verlust zu erheben. Zum einen geht nur ein Teil der Eltern diesen Weg, und meist erst nach oder während einer langen Zeit der Krise und intensiven Trauer, zum anderen würde jeder von ihnen sogleich diese positiven Folgen gegen das Leben ihres Kindes eintauschen, wenn sie könnten. Der Ausblick auf andere Betroffene, die dieser Erfahrung mühsam eine Art Sinn abringen konnten und auf die generelle Widerstandsfähigkeit des Menschen kann aber eventuell tröstlich wirken. Ein schönes Bild hierfür stellt die wunderschöne Lotusblume dar, die zum Wachsen Schlamm und Schmutz benötigt.

Narratives Vorgehen: Zum Beginn der Therapie sollte ausreichend Zeit reserviert werden, um die Patientin die Umstände des Verlustes berichten zu lassen. Neben dem diagnostischen Nutzen fordert dieses konfrontative Vorgehen die Verarbeitung und führte, wie bereits beschrieben, in Studien zur Symptomreduktion (z. B. Kersting et al. 2011). Zum anderen kann durch ein wiederholtes Erzählen der Geschichte diese Stück für Stück in die Lebensgeschichte der Patientin integriert werden. Es können hierdurch erste Schritte unternommen werden, eine stimmige Erzählung des Verlustes zu formulieren und langfristig Rollen und Ziele neu zu definieren. Bei Patientinnen, bei denen eine PTBS im Raum steht, sollte sich dieser Teil zunächst auf das Formulieren von Fakten und Überschriften beschränken und erst dann eine geplante Traumakonfrontation durchgeführt werden, wenn eine ausreichende Stabilisierung erfolgt ist.

Differenzierung von Trauer und Coping: Cacciatore (2017) nutzt eine zehnstufige Skala, um die Intensität sowie die Copingfähigkeiten in Bezug auf die Trauer zu beschreiben.

Intensität der Trauer
1 2 3 4 5 6 7 8 9 10

Copingfähigkeiten in Bezug auf Trauer
1 2 3 4 5 6 7 8 9 10

(Cacciatore 2017, S. 60, übersetzt durch I F.)

So ist es denkbar, dass beispielsweise am Geburtstag des Kindes eine intensive Trauer gefühlt wird, das Vertrauen in den eigenen Umgang mit dem starken Gefühl aber hoch ist und die Person quasi mit sich im Reinen in Ruhe trauern kann. Umgekehrt ist auch vorstellbar, dass eine mittlere Ausprägung der Trauerintensität je nach Kontext und Offenheit als schlecht aushaltbar wahrgenommen wird und hier eine große Diskrepanz besteht. Cacciatore (2017) folgert daraus, dass es nicht darum gehen kann, Trauer in ihren Facetten zu reduzieren, sondern personelle und interpersonelle Ressourcen zu stärken. Der Patientin kann so vermittelt werden, dass Trauer per se kein schlechtes Gefühl ist, das abgestellt werden sollte, sondern dass sie durch Nutzung hilfreicher Strategien einen besseren Umgang damit finden kann. Dies fördert letztlich die Akzeptanz der Trauer bei gleichzeitiger Stärkung ihrer Selbstwirksamkeit.

Psychoedukation mit Betroffenen: Psychoedukativ sollte darauf hingewiesen werden, dass Trauer in ihrem Ausdruck sehr individuell ist und meist in Wellen verläuft. Es kann durchaus auch recht kurz nach dem Verlust Pausen geben, in denen sich die Betroffenen relativ gut fühlen (und die deshalb häufig von Schuldgefühlen begleitet sind), um kurze Zeit später quasi aus dem Nichts von intensiver Trauer überrollt zu werden. Es lohnt sich, nach Glaubenssätzen Ausschau zu halten, die Trauer behindern können („Andere haben noch Schlimmeres erlebt", „Ich muss Stärke zeigen", „Trauernde dürfen keine freudvollen Momente haben"), diese kritisch zu hinterfragen und durch hilfreichere zu ersetzen.

Etablierung von Ritualen: Es können gemeinsam Wege gefunden werden, wie die Trauer besser angenommen und im Rahmen von Ritualen besser eingegrenzt werden kann. Hilfreiche Rituale können sein:

TIPP

eine Pflanze oder einen Baum in Gedenken an das Kind pflanzen, eine Kerze anzünden, ein Andenken kaufen, etwas basteln oder werken, Musik für das Kind machen, ein Brief oder ein Gedicht an das Kind schreiben, etwas für einen wohltätigen Zweck spenden, an einem Gottesdienst oder einer Gedenkfeier teilnehmen

Falls die Klientin einen Bezug zu Religion oder Spiritualität hat, kann dieser sehr gut genutzt werden. Hier geht es darum, ihr Angebote zu machen, aber nichts aufzudrängen, sondern von ihrem persönlichen Umgang mit der Situation zu lernen.

Sinnfindung: Nach Frankl (2005) muss Sinn gefunden werden, man kann ihn nicht erzeugen. Erfragen Sie, welche Vorstellungen die Person zum Thema Tod und Sterben hat. Glaubt sie an ein Leben nach dem Tod oder hält sie es zumindest grundsätzlich für möglich? Glaubt sie an die Existenz einer Seele? Greifen Sie diese auf und ermutigen Sie sie, ihnen nachzugehen. Viele Menschen haben einen Bezug zu symbolischen Vertretern des Verstorbenen in der Natur und sehen ihn z. B. in Schmetterlingen, Bäumen oder dem Wind und schöpfen daraus Trost. Eventuell lassen sich diese in Imaginationsübungen im Rahmen der Therapie integrieren und können Bilder der Verbindung, der Ruhe und der Kraft darstellen. Für die sachlicheren Gemüter kann eine Beschäftigung mit der empirischen Sterbeforschung und Nahtoderlebnissen hilfreich sein (siehe z. B. Moody 2019).

Kontakt zum verstorbenen Kind: Sehr zu empfehlen für die Trauerarbeit ist der Ansatz des Psychotherapeuten Kachler (2019), der nach dem Tod seines Sohnes seine Herangehensweise an die Themen Tod und Trauer radikal veränderte. Auch wenn die Abwesenheit des geliebten Menschen realisiert und akzeptiert werden muss, geht es nicht darum, das eigene Kind „loszulassen" (was für die allermeisten Menschen in dieser Situation einen absurden Vorschlag darstellt), sondern in Verbindung zu bleiben und eine neue Beziehung zu finden. Oder wie Kachler (2020) es ausdrückt: „Der Tod beendet das Leben meines geliebten Menschen, nicht aber meine Liebe zu ihm."

Wie nun können die Eltern in Kontakt mit ihrem verstorbenen Kind bleiben? Hierzu bietet sich jedwede Form der Kommunikation an, z. B. innere Dialoge oder Briefe. Es ist hilfreich, den Kontakt durch Rituale an festen Zeitpunkten im Tages- oder Wochenverlauf zu verankern. Je nach Wunsch der Eltern sollte das Kind einen Platz in der Familie erhalten. So können Fotos aufgestellt werden oder, diskreter, ein Kästchen mit Andenken zusammengestellt werden. Einige Familien feiern den Geburtstag des Kindes mit einem Kuchen oder einem Lied oder machen einen Ausflug. Auch das Erwähnen des Kindes in der Familie und gegenüber anderen macht die Spuren, die es hinterlassen hat, real.

Hier gibt es wieder kein richtig und kein falsch, sondern nur persönliche Stimmigkeit. Beziehen Sie das Kind, wenn passend, in die Therapie ein („Was würde Felix wollen, was würde er sagen"). Sprechen Sie von der Klientin als Mutter oder Mama insbesondere, wenn sie das erste Kind verloren hat, da sie von der Außenwelt häufig nicht als solche wahrgenommen wird. Nennen Sie den Namen des Kindes. Fragen Sie, ob sie Fotos, Ultraschallbilder und Erinnerungsstücke mit in die Sitzung nehmen möchte. Bieten Sie einen Raum, in dem geschützt und ohne Rechtfertigung getrauert werden kann – vor allem, wenn Sie das Gefühl haben, dass die Trauer im Alltag wenig Platz hat oder vermieden wird. Neben Traurigkeit werden hier normalerweise auch Liebe und Bewunderung des kleinen Wesens zu Tage treten. Der respektvolle Umgang und die Validierung der Trauer können einen stärkenden Effekt auf die therapeutische Beziehung haben. Wenn das Kind sehr früh in der Schwangerschaft verloren wurde, haben die Eltern häufig noch keinen Namen gewählt, was völlig in Ordnung ist. Die Trauer richtet sich dann meist eher auf den verlorenen Lebensentwurf als auf die konkrete Person des Kindes und erfordert ebenso eine Form der Trauerarbeit. Kachler (2019) schlägt in seinem Buch „Hypnosystemische Trauerbegleitung" zahlreiche hilfreiche Imaginationen vor, die eine Neukonstruktion der inneren Beziehung des Trauernden zum Verstorbenen fördern.

4.2 Ängste

Während in einer größtenteils unauffälligen Schwangerschaft durchaus auch Ängste erlebt werden, die sicherstellen, dass das werdende Leben keinen unnötigen Gefahren ausgesetzt wird, ist eine einem Verlust folgende Schwangerschaft meist von tiefer Verunsicherung und Angst geprägt. Auch in ruhigeren Phasen, in denen die werdende Mutter Ablenkung findet oder mehr Vertrauen schöpft, läuft die Angst als leise Grundmelodie mit und steigert sich phasenweise zu sehr starken Ängsten bis hin zu Panikattacken. Insbesondere um den Zeitpunkt des vergangenen Verlustes sind eine besondere Aufmerksamkeit und engmaschigere Termine hilfreich (sowohl bei der Psychologin als auch bei der Ärztin), da in dieser Phase die Ängste erfahrungsgemäß noch einmal deutlich stärker werden. Bei einem früheren Verlustzeitpunkt in der Schwangerschaft kann die Intensität nach Überschreiten dieser Schwangerschaftswoche abnehmen, auch wenn meist eine grundsätzliche Unsicherheit bleibt. Bei sehr späten Verlusten steigert sich die Belastung oft bis zur Geburt. Und auch nach einer „erfolgreichen" Folgeschwangerschaft sind Ängste aufgrund der gemachten Erfahrungen oft präsenter als bei anderen Eltern. Wichtig anzumerken ist, dass trotzdem auch große Freude, Dankbarkeit und Hoffnung existieren. Eine Folgeschwangerschaft zeichnet sich meist durch die Koexistenz verschiedenster konträrer Emotionen aus, die für das Umfeld oft schwer nachvollziehbar sind.

Verhaltensanalyse als Basis der Interventionen

Mit Hilfe von ABC-Schemata, mit denen die Patientin herausfordernde Situationen protokolliert (A=Auslösendes Ereignis, B=Bewertung, C=Konsequenz), können erst gemeinsam, dann eigenverantwortlich durch die Patientin, Verhaltensanalysen erstellt werden, die eine wunderbare Basis für die Analyse schwieriger Situationen und die weitere gemeinsame Arbeit bilden. Hier ist eine beispielhafte Analyse dargestellt, in der eine sehr typische angstauslösende Situation in der Folgeschwangerschaft beschrieben wird. Im ersten Schritt werden Antezedenzien und Konsequenzen des gezeigten Verhaltens analysiert, im zweiten Schritt werden gemeinsam mit der Patientin zu jedem Unterpunkt hilfreiche Modifikationen entwickelt:

BEISPIEL

Beispielhafte Verhaltensanalyse zum Verstehen der Situation:

Situation:
Ich sitze allein zu Hause, als mir ein Juckreiz am Bauch auffällt.

Denken:
- „Ist das jetzt einfach normaler Juckreiz oder ein Krankheitssymptom?"
- „Mein nächster Vorsorgetermin ist erst nächste Woche. Wenn ich jetzt schon wieder komme, denken die, ich bin hysterisch."
- „Warum sollte ich nicht wieder großes Pech haben und etwas sehr Unwahrscheinliches, Schlimmes passiert mir wieder?"
- „Ich hatte in dieser Schwangerschaft eh von Anfang an ein schlechtes Gefühl. Es gibt 1000 Möglichkeiten, wie ein Baby sterben kann."

Fühlen:
Angst

Körper:
Muskelanspannung erhöht, Unruhe, flacher und schneller Atem, Juckreiz verstärkt sich, der Bauch spannt, Fokus auf Körpersymptome

Verhalten:
Ich googele und lese diverse Artikel und Forenbeiträge zu „Schwangerschaftscholestase" und „HELLP-Syndrom". Ich suche gezielt nach den gefährlichsten Komplikationen, um nichts Wichtiges zu verpassen.

Konsequenzen:

Kurzfristig positiv:
- Angst reduziert sich, weil ich etwas tue (Sicherheitsgefühl)

- Hoffnung, dass es sich als harmlos herausstellt, und ich schnell beruhigt sein kann
- Ablenkung durch Recherche

Kurzfristig negativ:
andere Tätigkeiten werden unterbrochen

Langfristig positiv:
(Halb?)Wissen zu vielen Schwangerschaftsrisiken

Langfristig negativ:
- Meine Angstsymptome und mein Stressempfinden steigen.
- Ich sammele oberflächliches Wissen zu allen möglichen Komplikationen, was mich ängstigt.
- Ich finde zahlreiche Erfahrungsberichte und Tipps von Schwangeren, die ich in Richtigkeit, Vollständigkeit und Hintergrund nicht einordnen kann, und die mich beunruhigen.
- Anstatt mir etwas Gutes zu tun, hänge ich am Handy und mache mir Angst.
- Es klärt sich nicht auf, ob der Juckreiz gefährlich ist. Ich bleibe unruhig und gefährde vielleicht wirklich mein Baby.

Nun, da die problematische Situation gemeinsam seziert und strukturiert wurde, können für sämtliche Unterpunkte funktionalere Denk- und Verhaltensweisen etc. erarbeitet werden. Ebenso kann detailliert aufgezeigt werden, inwiefern sich aus diesen Änderungen positivere Konsequenzen ergeben.

BEISPIEL

Alternative Verhaltensanalyse mit Lösungsansätzen (in kursiv):

Situation:
Ich bin allein zu Hause, als mir ein Juckreiz am Bauch auffällt.
Ich beschäftige mich präventiv mit Dingen, die mir guttun (Musik machen, spazieren, ein Telefonat mit einer Freundin führen, Meditation), um meine innere Balance zu erhalten.

Denken:
- „Ist das jetzt einfach normaler Juckreiz oder ein Krankheitssymptom?“

- „Mein nächster Vorsorgetermin ist erst nächste Woche. Wenn ich jetzt schon wieder komme, denken die, ich bin hysterisch."
  - *„Meine Angst ist nachvollziehbar, nachdem was mir passiert ist. Das Praxisteam sollte Verständnis dafür haben, dass ich mein Baby schützen will und ängstlicher bin als in der letzten Schwangerschaft und andere Schwangere."*
- „Warum sollte ich nicht wieder großes Pech haben und etwas sehr Unwahrscheinliches, Schlimmes passiert mir wieder?"
  - *„Es gibt kein Leben ohne Risiko, nicht in der Schwangerschaft, aber auch nicht in anderen Bereichen."*
    „Es ist eine andere Schwangerschaft und ein anderes Baby, eine neue Chance."
- „Ich hatte in dieser Schwangerschaft eh von Anfang an ein schlechtes Gefühl. Es gibt 1000 Möglichkeiten, wie ein Baby sterben kann."
  - *„Die Wahrscheinlichkeit, dass ein Baby ab jetzt die Schwangerschaft überlebt, liegt in Deutschland bei über 99%. Ich fokussiere mich auf einen positiven Ausgang und darauf, dass ich mein Baby gesund nach Hause bringe."*
  - *„Selbst wenn dem Baby etwas passieren sollte, will ich trotzdem die Zeit mit ihm genossen haben."*
  - *„Meine Angst schützt mich nicht vor negativen Konsequenzen, sondern stresst mich nur."*

Fühlen:
Angst
Weniger Angst

Körper:
Muskelanspannung erhöht, Unruhe, flacher und schneller Atem, Juckreiz verstärkt sich, der Bauch spannt, Fokus auf Körpersymptome
etwas weniger Anspannungssymptome durch bewusst ruhige und tiefe Bauchatmung, durch strecken und bewegen

Verhalten:

- Ich googele und lese diverse Artikel und Forenbeiträge zu „Schwangerschaftscholestase" und „HELLP-Syndrom". Ich suche gezielt nach den gefährlichsten Komplikationen, um nichts Wichtiges zu verpassen.
  - *Ich schaue mir die letzte Verhaltensanalyse zum Thema „Symptome googeln" an.*

- *Ich rufe in der gynäkologischen Praxis an, berichte von meinen Symptomen und gehe ggf. vorbei. Ich stelle alle Fragen, die mich beunruhigen, bis ich das Gefühl habe, ich habe es verstanden.*
- *Ich besorge mir ein aktuelles Nachschlagebuch zur Begleitung der Schwangerschaft, um weniger googeln zu müssen.*
- *Ich suche mir eine verständnisvolle Hebamme zur Vorsorge, damit ich eine fachkundige Vertrauensperson habe, die ich auch zu ungewöhnlichen Zeiten erreichen kann.*
- *Ich stelle das Googeln von Symptomen ein oder reduziere es zumindest stark, da mich die Online-Suche beunruhigt und die Informationen dort nicht immer fachlich verlässlich sind.*
- *Wenn ich geklärt habe, dass das Symptom ungefährlich ist, tue ich mir bewusst etwas Gutes, das mich ablenkt.*

Konsequenzen:

Kurzfristig positiv:

- Angst reduziert sich, weil ich etwas tue (Sicherheitsgefühl)
- Hoffnung, dass es sich als harmlos herausstellt, und ich schnell beruhigt sein kann
- Ablenkung durch Recherche
  - *Keine*

Kurzfristig negativ:

- andere Tätigkeiten werden unterbrochen
  - *Es ist anstrengend, dem „Google-Drang“ zu widerstehen.*
  - *Ich muss mit mir und meiner Angst in direkten Kontakt gehen.*

Langfristig positiv:

- (Halb?)Wissen zu vielen Schwangerschaftsrisiken
  - *besserer Kontakt mit mir selbst*
  - *Weniger Angst und Stress, auch für mein Baby*
  - *Schnelle und fachlich kompetente Klärung meiner Fragen, anstatt tagelang unsicher zu sein*
  - *Schnellere Behandlung für mich und mein Baby, falls es wirklich Komplikationen geben sollte*
  - *Mehr Fokus auf einen positiven Ausgang, etwas mehr Vertrauen*

Langfristig negativ:

- Meine Angstsymptome und mein Stressempfinden steigen.
- Ich sammele oberflächliches Wissen zu allen möglichen Komplikationen, was mich ängstigt.
- Ich finde zahlreiche Erfahrungsberichte und Tipps von Schwangeren, die ich in Richtigkeit und Umständen nicht einordnen kann, und die mich beunruhigen.
- Anstatt mir etwas Gutes zu tun, hänge ich am Handy und mache mir Angst.
- Es klärt sich nicht auf, ob der Juckreiz gefährlich ist. Ich bleibe unruhig und gefährde vielleicht wirklich mein Baby.
  – *Keine*

Das Verfahren bietet sich an, um dysfunktionale Muster der Schwangeren zu den Themenblöcken Situation, Denken, Fühlen, Körper und Verhalten zu analysieren. Beispielhaft sollen hier einige Muster beschrieben werden.

Mittels einer Verhaltensanalyse können dysfunktionale *Kognitionen* (z. B. „Ein Ziehen im Bauch kündigt Fehlgeburt an", „Eine Frau ist nur als Mutter etwas wert", „Das Überleben meines Babys hängt ganz und gar von meinen Handlungen ab") aufgedeckt und hinterfragt werden: Was sind Wahrscheinlichkeiten und Grenzen der Kontrolle? Welche überprüfbaren Fakten stehen zur Verfügung? Was ist jetzt gut, was kann ich jetzt machen? Gefühlte versus faktische Wahrscheinlichkeiten können mittels Kreisdiagrammen gegenübergestellt werden. Außerdem bieten sich bei Ängsten Vergleiche mit anderen Risiken an (z. B. Straßenverkehr, Haushaltsunfälle), welche die gedanklich auf Schwangerschaftsrisiken eingeengten Frauen meist als deutlich geringer empfinden.

Selbstverständlich ist die Durchführung einer Verhaltensanalyse nicht auf Situationen, die Angst auslösen beschränkt, sondern eignet sich genauso für andere *Gefühle* wie bspw. Schuld und Neid.

Hinsichtlich hinderlicher *situationaler Faktoren* sollte geprüft werden, ob schwierige Situationen erst einmal gemieden werden sollten (z. B. der Besuch Neugeborener kurz nach dem eigenen Kindsverlust) oder ob etwa Unterstützung organisiert werden kann.

Auf *Verhaltensebene* kann z. B. übertriebenes Schonverhalten abgebaut werden. Es sollte abgewogen werden, ob es nicht in Ordnung ist, für wenige Monate auf Dinge zu verzichten, die im Rahmen der Schwangerschaft aus Angst sowieso nicht genossen werden können. So fürchten z. B. viele Frauen, mit einem Vollbad ihr ungeborenes Kind zu schädigen. Hier empfiehlt es sich eher, einen ressourcenorientierten Ansatz zu verfolgen.

Auf *körperlicher Ebene* können bewusst Skills eingesetzt werden, um aversive Anspannungszustände abzumildern (hierzu mehr unter „Emotionsregulation").

Prinzipiell bietet es sich auch an, für positiv erlebte Situationen eine Verhaltensanalyse zu erstellen, um aus einer ressourcenorientierten Perspektive heraus zu eruieren, welche hilfreichen Schritte die Patientin schon geht und wie sie diese auf andere Situationen übertragen kann.

Validierende Kommunikation

Aus zahlreichen Erfahrungsberichten wird deutlich, dass die Angst, genau dasselbe Unglück könnte noch einmal passieren (z. B. früher Blasensprung, Plazentaablösung) im Vordergrund steht; aber auch die Schwangerschaft als Ganzes wird als höchst unsicher betrachtet, da das Grundvertrauen zerstört ist. Die Frauen rechnen oft nicht mehr wirklich damit, ein lebendiges Baby zu bekommen („Erst 24 Stunden nach der Geburt verstand ich langsam, dass sie lebt und bei mir bleibt"). Dies scheint eher die Regel als die Ausnahme zu sein, wird aber teilweise sogar von Therapeutinnen und Ärztinnen unterschätzt und in der Folge, meist aus wohlmeinenden Motiven, invalidiert („So etwas passiert nicht zweimal hintereinander", „Genießen Sie die Schwangerschaft, Stress ist nicht gut für das Baby"). Folgende Geschichte ist zum therapeutischen Verständnis hilfreich.

> Stellen Sie sich jetzt bitte vor, sie hätten einen Flugzeugabsturz überlebt. Die Bilder des grausamen Geschehens, das Gefühl von Angst und Verzweiflung sind noch sehr präsent, und vielleicht erholen Sie sich noch von den körperlichen Folgen. Sie entscheiden sich, noch einmal einen Flug anzutreten, um Ihre kranken Eltern in einem weit entfernten Land zu besuchen. Höchstwahrscheinlich würden Sie den Flug nur mit größten Ängsten und Beruhigungsmitteln überstehen, nachdem Sie eingehend die Fluggesellschaft recherchiert hätten. Würde es Ihnen helfen, wenn Ihre Ängste weggelächelt würden und Sie stattdessen Ratschläge bekommen würden wie zum Beispiel „Genieß den Flug und stress dich nicht, das ist ungesund", „Sei dankbar, dass du so schnell von A nach B kommst", „Denk positiv, sowas passiert nicht zweimal hintereinander"? Und ein Flug dauert wohlgemerkt keine 40 Wochen, im Gegensatz zu einer Schwangerschaft. Die Frauen, die sich auf eine Folgeschwangerschaft einlassen, zeigen ein Höchstmaß an Mut und Kraft.

Eine validierende Kommunikation ist wichtig, um die Ängste der Patientin so anzunehmen, wie sie sind. Dies bildet die Grundlage, um gemeinsam einen besseren Umgang mit der Angst zu finden, wohlwissend, dass diese Ängste die Patientin begleiten werden. Ein (korrekt gespiegeltes) „Sie haben große Angst, dieses Baby auch zu verlieren", „Sie fürchten etwas zu übersehen, wenn Sie diese Untersuchung nicht machen", „Das ist normal, nach dem was Ihnen passiert ist" verschärft nicht etwa die Ängste, die Frau fühlt sich vielmehr besser verstanden und ist in der Folge offener für etwaige Interventionen. Nennen Sie die Dinge beim Namen, aber seien Sie wertschätzend: Sagen Sie „der Tod / Verlust Ihres Kindes", statt das „unerfreuliche Geburtsereignis" und orientieren Sie sich an den Begrifflichkeiten der Patientin.

Kontakt zum Folgekind

Viele Frauen schränken aus Selbstschutz und Angst vor einem erneuten Verlust in der nächsten Schwangerschaft die Kontaktaufnahme zu ihrem Folgekind ein. Paradoxerweise kann jedoch eine Verbindung zum Kind stärkend und entlastend wirken und auch postpartal den Beziehungsaufbau erleichtern. Explorieren Sie die Gründe, welche die Patientin davon abhalten, und hinterfragen Sie mittels sokratischen Dialoges etwaige Schuldgefühle gegenüber dem verstorbenen Kind (siehe Abschnitt „Schuldgefühle und Kontrollüberzeugungen"). Überlegen Sie gemeinsam, ob ein reduzierter Kontakt die Mutter im Falle eines erneuten Verlustes wirklich vor Schmerz schützt. Drängen Sie Ihre Meinung nicht auf. Bieten Sie Möglichkeiten an, mit denen die Patientin mit dem Ungeborenen in Verbindung treten kann: Hier bietet sich eine regelmäßige „Bauchzeit" an, in der sie sich entspannt, innerlich Kontakt zum Kind aufbaut und mit ihm spricht. Sie kann ihren Bauch mit einem angenehmen Öl massieren (lassen), gemeinsam mit dem Baby im Bauch Musik hören oder für es singen (der Hörsinn funktioniert ab dem zweiten Schwangerschaftsdrittel) und sich auf die Kindsbewegungen konzentrieren. Falls sie sich traut, kann sie Vorbereitungen für das Baby treffen und z. B. etwas Schönes zum Anziehen kaufen oder nähen, was ein Akt des Optimismus und Vertrauens in die Schwangerschaft sein kann. Als hilfreich hat sich auch erwiesen, dem Ungeborenen zu „erklären", wenn es der Mutter nicht gut geht, sie traurig oder ängstlich ist („Ich bin sehr aufgeregt und traurig, aber ich liebe dich sehr und freue mich auf dich"), was die Bindung stärkt und von Schuldgefühlen entlasten kann.

Achtsamkeit und Imagination

Verbildlichen der Herausforderungen: Im Sinne der Achtsamkeit sollte die Klientin die Angst als solche wahrnehmen und möglichst wertfrei als Begleiterin annehmen. Die Klientin sollte sich auf jeden einzelnen Tag, an dem es dem Ungeborenen gut geht, konzentrieren und einen Schritt nach dem anderen gehen. Hierzu können Sie als Behandler Bilder, Metaphern und Geschichten nutzen, z.B. aus der Akzeptanz- und Commitment-Therapie (ACT). Sie können der Klientin die Folgeschwangerschaft als Besteigung eines anspruchsvollen Berges vermitteln. Diese Vorstellung kann immer wieder hervorgeholt werden, besonders, wenn es schwierige Etappen gibt. Erarbeiten Sie gemeinsam mit der Klientin Fragen wie: Was brauche ich zur Vorbereitung meiner Bergbesteigung? Wer begleitet mich und feuert mich an? Was tue ich, wenn ich denke, ich kann nicht mehr? Dachte ich das nicht schon einmal vor ein paar Wochen, als ich am Abgrund hing und was habe ich dann getan? Gibt es nicht unterwegs auch schöne Aussichten und friedliche Naturschauspiele zu beobachten? Wann ist mir das Wandern verhältnismäßig leicht gefallen?

Das Buch von Lamprecht et al. (2019) beschreibt Geschichten, die sich zum Aufgreifen der Themen Trauer, Krise und Folgeschwangerschaft eignen. So zum Beispiel beschäftigt sich die Geschichte „Die drei Bäume“ (S. 154-156) mit Trauer und Verlust. Die Geschichten „Die Binsenschmuckzikade (S. 59-60) sowie „Der alte Seebär“ (S. 62-63) behandeln Umbrüche des Lebens.

> *„Auf einer Reise traf ich einen alten Seebären – so einen echten alten Seefahrer, wie man ihn sich vorstellt. […] Seine Geschichten haben mich tief beeindruckt. Aber wirklich erstaunt hat mich seine Antwort auf meine Frage, in welcher Situation er seinen Mut am meisten gebraucht habe. „Wissen Sie, junge Dame“, sagte er nachdenklich, „wenn Sie viele, viele Tage lang auf den Horizont sehen und nicht wissen, was genau dahinter liegt, das war immer das Schwierigste für mich. Nicht zu wissen, was der nächste Tag bringen wird, wie es weitergehen wird. Ein alter Mann im Hafen von Salalah sagte einmal zu mir: „Abenteuer musst du nicht suchen, sie finden dich jeden Morgen von allein.“ Er hielt einen Augenblick inne. „Aber Erfahrung hilft“, sagte er dann, „mit der Zeit weißt du einfach, dass da immer etwas ist. Du weißt nicht, was. Du weißt auch nicht, ob du es gut oder nicht so gut finden wirst. Aber du kannst dich darauf verlassen, etwas wird sein. Und mit diesem Etwas kannst du dann umgehen. Irgendwie. Immer. Und wenn ich´s recht bedenke“, er nickte langsam, „war das Etwas immer ziemlich gut.“*
>
> *(Lamprecht et al. 2019, S. 62–63)*

Die Geschichte „Die traurige Nixe und die Bauersfrau" beschreibt, dass zu einem erfüllten Leben die ganze Bandbreite an Gefühlen gehört (S. 103–105).

> *„Erschrocken hielt die traurige Nixe in ihrer Traurigkeit inne und blickte auf. Da sah sie, mitten in einer Herde Kühe und Pferde, die Bauersfrau stehen, die sie lächelnd und fragend anblickte. [...] Und während sie sich nun so anschauten war es, als würden die Traurigkeit der Nixe und die Fröhlichkeit der Bauersfrau aus ihnen hinausströmen und miteinander einen wirbelnden Tanz über dem Wasser bilden. Gerade so, wie manchmal die Staubkörnchen im flirrenden Sonnenschein und die feinsten Wassertröpfchen im nebligen Dunst. Die beiden konnten auf einmal gar nicht mehr so richtig unterscheiden. [...] Die Nixe und die Bauersfrau erwachten wie aus einer tiefen Trance und lächelten sich verständnisvoll an. Die Tiere hatten inzwischen genug getrunken und die Bauersfrau kehrte mit ihnen zurück auf ihren Hof. Von diesem Tage an war die Nixe nicht mehr ganz so traurig, denn sie wusste, dass ihre Trauer genauso zum fröhlichen Leben der Bauersfrau gehörte, wie die Fröhlichkeit der Bauersfrau zum Leben der traurigen Nixe. Und beide hatten das Gefühl, dass sie jetzt irgendwie, ganz unmerklich und nebenbei, vollständiger geworden waren.*
>
> *Diese Geschichte beschreibt in märchenhafter Manier, dass zu einem erfüllten Leben die ganze Bandbreite an Gefühlen gehört. Das intensive Erleben eines Gefühls ist durch und durch menschlich und wichtig. Es kommt aber der Zeitpunkt, wo eine Begegnung von zwei gegensätzlichen Gefühlen eine Bereicherung für das eigene Leben sein kann. Bauersfrau und Nixe laden dazu ein, im eigenen Umfeld einmal auf die Suche nach der ergänzenden Emotion zu gehen."* (Lamprecht et al. 2019, S. 103–105)

Annehmen von Gefühlszuständen: Tägliche Achtsamkeitsübungen können der Klientin helfen, eine Distanzierung gegenüber sehr starken Emotionen zu erreichen und sich zu erden, den Körper zu spüren und mehr im Jetzt anzukommen, statt sich in Grübelschleifen zu verlieren. Arbeiten Sie mit der Klientin daran, ihre Trauer anzunehmen und auszuhalten. Die Klientin könnte geneigt sein, die Trauer wegzuschieben, verändern zu wollen oder sich darin zu „baden". Diese Strategien führen erfahrungsgemäß zu einer Beeinträchtigung der Trauerarbeit und können längerfristig die Genese psychopathologischer Symptome begünstigen. Achtsamkeit kann geübt werden, indem sich die Patientin auf einfache Tätigkeiten (z. B. Geschirr spülen) besonders konzentriert, die stetig einfliegenden Gedanken kurz begrüßt und dann weiterziehen lässt. Auch achtsame Spaziergänge, bei denen die Umwelt ganz bewusst wahrgenommen wird, haben sich bewährt. Vermutlich verfügen Sie bereits über einen Schatz an Techniken, die Sie gerne an ihre Patientin vermitteln. Eine große Anzahl an Büchern zur Achtsamkeit bietet eine Fülle unterschiedlichster Übungen an, die bei regelmäßiger Anwendung sehr gute Effekte zeigen (z. B. Kabat-Zinn 2006).

Entspannungsverfahren und Atemtechniken: Für Frauen, die eine stille Geburt erlebt haben, kann die bevorstehende Geburt des Folgekindes sehr angstbesetzt ein. Sie können mit der Patientin Atemtechniken üben, die ihre Ängste lösen und tiefe Entspannung ermöglichen. Diese Übungen können auch im Alltag nützlich sein, um Ängste zu regulieren. Des Weiteren eignen sich Entspannungsverfahren wie Autogenes Training und Progressive Muskelentspannung nach Jacobson, die ebenso regelmäßig geübt werden müssen, um ihre Wirkung zu entfalten. Das Erlernen dieser Entspannungsverfahren kann ebenfalls für die Geburt hilfreich sein.

Eine mögliche Atem-Übung ist, beim Ein- und Ausatmen bis jeweils 5 zu zählen und dazwischen je eine kurze Pause zu machen. Des Weiteren bieten sich natürlich Atemtechniken an, die bei der Geburt genutzt werden können und durch das regelmäßige Üben dann leichter abgerufen werden können (z. B. länger aus- als einatmen). Dies wird am besten mit einer Hebamme abgesprochen. Verdeutlichen Sie der Patientin, dass ein ruhiger Atem während der Geburt einen besseren Umgang mit den Wehen ermöglicht, eine gute Sauerstoffversorgung sicherstellt und ein komplikationsfreieres Voranschreiten einer natürlichen Geburt wahrscheinlicher macht. Sollte eine Sectio geplant sein, können Ängste vor der Operation mit einem ruhigen Atem besser gehandhabt werden. Gelingt es der Frau gar, sich in einen tiefenentspannten tranceartigen Zustand zu versetzen, führt das Studien zu Folge u. a. zum Einsatz von weniger Schmerzmitteln, einer verkürzten Eröffnungsperiode und einem höheren psychischen Wohlbefinden post partum (z. B. Hüsken-Janssen 2005). Diese Informationen können der Klientin helfen, das Vertrauen in den eigenen Körper zu stärken. Es sollte aber darauf geachtet werden, dass die Schwangere keine zu hohen Ansprüche an sich stellt. Es kann bereits ein großer Fortschritt sein, vor und unter der Geburt nicht in Panik zu geraten.

Positive Bilder durch Imaginationstechniken entwickeln: Viele Frauen profitieren von hypnotherapeutisch basierten Imaginationsübungen, in denen positive Ausgänge der Schwangerschaft imaginiert werden. Durch tägliches Üben können das Unbewusste umprogrammiert und traumatische Erfahrungen ein Stück weit überschrieben werden. Kognitiv Erarbeitetes wird auf einer tieferen Ebene verankert. Auch Ängsten vor der Geburt kann begegnet werden, indem immer wieder imaginativ verschiedene Geburtsszenarien durchgespielt werden.

Es geht hier nicht darum, unrealistische Erwartungen zu wecken (was aufgrund der Vorerfahrung auch höchst unwahrscheinlich ist), sondern wieder Vertrauen in eine gelingende Geburtserfahrung zu entwickeln. Dabei kann aufgespürt werden, was die Schwangere an Herangehensweisen und Rahmenbedingungen braucht, um die Geburt gut zu überstehen. Schon in der frühen Schwangerschaft kann der Kontakt zum Folgekind durch entsprechende Imaginationen gefördert werden. So kann die Schwangere eine Reise in ihre Gebärmutter unternehmen und ihr Baby besuchen, was sehr gute Effekte haben kann.

In den Therapie-Materialien finden Sie eine Imaginationsübung zur Kontaktaufnahme mit dem verstorbenen und dem ungeborenen Kind sowie eine Imaginationsübung der Geburt.

Weitere bekannte Techniken aus der Traumabehandlung sind u. a. der innere sichere Ort (an dem übrigens auch das verstorbene Kind eine sichere Heimat finden und besucht werden kann) und die Bildschirmtechnik nach Reddemann (2017), die auch sehr gut verwendet werden können, wenn nicht alle Kriterien einer PTBS erfüllt sind.

Emotionsregulation

Protokollieren intensiver unangenehmer Gefühle: Die hier beschriebenen Strategien im Umgang mit übermäßig starken Emotionen stammen aus der Dialektisch-Behavioralen Therapie nach Linehan (1993), die u. a. zur Emotionsregulation entwickelt wurde. Im Rahmen einer Folgeschwangerschaft kommt es außer zu Angst auch zu anderen unangenehmen Gefühlen wie Wut und Verzweiflung. Im Umgang mit diesen Gefühlen hat sich deren Monitoring als hilfreich erwiesen. Die Schwangere kann ein Tagebuch führen, in dem sie positive und negative Ereignisse, Gedanken, Gefühle und Körpersymptome notiert. Die wichtigsten Gefühle kann sie in ihrer Stärke auf einer Skala von 1-10 einschätzen. Hieraus lassen sich gut schwierige Ereignisse und nicht-hilfreiche Gedanken ablesen, die in der Therapie thematisiert werden können. Für die Ereignisse kann therapeutisch ein adäquater Umgang erarbeitet werden, so dass sich die Schwangere ggf. in herausfordernden Situationen abgrenzen kann (und z. B. die Entscheidung treffen kann, an der Geburtstagsfeier des kleinen Kindes von Freunden nicht teilzunehmen). Für möglicherweise auftretende dysfunktionale Gedanken sollten Techniken der kognitiven Umstrukturierung eingesetzt werden.

Entwickeln hilfreicher schwangerschaftsspezifischer Skills: Je nach Level des unangenehmen Gefühls können mit der Frau unterschiedliche Strategien oder Skills erarbeitet werden, die idealerweise schriftlich fixiert werden. Dazu notwendiges Material kann in einer kleinen Tasche mitgeführt werden. Die ausgewählten Techniken sollten sehr gut auf die Patientin zugeschnitten sein und mit Ihrer Hilfe von dieser entwickelt werden. Bewährt haben sich z. B. positive Affirmationen, die auch gut im Handy eingespeichert werden können („Dies ist eine andere Schwangerschaft, ein anderes Baby, eine andere Geschichte mit einem anderen Ende“, „Ich vertraue der Weisheit meines Körpers, dieses Baby zu schützen“).

In den Therapie-Materialien finden Sie 10 Affirmationen für die Folgeschwangerschaft.

Außerdem können bei Nervosität positive und beruhigende Bilder und Lieder, Körper- und Atemübungen sowie Duftöle und Kerzen genutzt werden. Bei größerer Anspannung (über 7 von 10) sollte zunächst auf körperlich intensivere Skills zurückgegriffen werden (strammes Spazieren, fest einen Igelball kneten, in ein Kissen schreien, etwas Scharfes essen, mit dem Fuß einen Gummiball massieren), wobei beachtet werden sollte, dass aufgrund der Schwangerschaft manche Skills kontraindiziert sein können.

Psychoedukation: Es ist wichtig zu vermitteln, dass jeglicher emotionaler Extremzustand nach einer Weile wieder von allein endet. Gut geeignet ist auch der Skill „Emotionssurfing“, mit dem das Gefühl erst erkannt, dann akzeptiert und dann wie eine Welle „abgeritten“ wird. Sobald die Gefühle wieder besser handhabbar sind (unter 7 von 10), kann z. B. eine vertraute Person angerufen oder Selbstfürsorge betrieben und Ablenkung gesucht werden (einen schönen Film gucken, der nichts mit Kindern zu tun hat, ein Spiel spielen). Auch andere speziellere Skills aus dem DBT Manual von Bohus (2013) können hier je nach Fall zur Anwendung kommen, bspw. die Skills „Vorsicht Falle“ oder „Radikale Akzeptanz“.

In den Therapie-Materialien finden Sie eine Skillsliste bei Ängsten und Anspannung in der Folgeschwangerschaft, die Sie an die Klientin aushändigen können.

Es sollte unbedingt gemeinsam mit der Patientin geprüft werden, ob eine extreme Emotion möglicherweise angemessen ist, da ein sinnvoller Handlungsimpuls angestoßen werden soll. So z. B. könnte Angst den Handlungsimpuls anstoßen, dem Partner mitzuteilen, dass man mehr Unterstützung braucht.

Ressourcenorientierung

Grundlage für eine im Rahmen der Möglichkeiten entspannte Schwangerschaft ist eine gute Selbstfürsorge und das Entdecken und Reaktivieren von Ressourcen. Dies spielt auch unmittelbar nach dem Kindsverlust schon eine tragende Rolle. Da durch den Verlust des Kindes eine sinnstiftende Perspektive weggefallen ist, kann es helfen, neue Ideen zu entwickeln und vorhandene Begabungen anzuzapfen, um sich neu zu orientieren. Je nach Interessenslage kann Ausdruck durch Musik, Malen und Werken, Literatur, Schreiben, Tanz und spirituelle Aktivitäten gelingen. Sehr schöne, auch niedrigschwellige, Anregungen bietet Lothrop (2016) in „Gute Hoffnung, jähes Ende".

Eine Schwierigkeit beim Aufbau positiver Aktivitäten kann darstellen, dass aus körperlichen Gründen (nach der Geburt oder während der Schwangerschaft), z. B. der Lieblingssport erst einmal nicht mehr ausgeführt werden kann. Ebenso entwickeln viele Frauen in der Folgeschwangerschaft, wie schon angesprochen, Ängste vor Aktivitäten wie bestimmte Sportarten, Baden oder der vorher geliebten Tasse Kaffee. Ob die Ängste eine reale Grundlage haben, sollte mit dem behandelnden Arzt geprüft werden.

Bei all dem geht es darum, sich selbst etwas Gutes zu tun und nicht darum, vor schwierigen Gefühlen wegzulaufen. Achten Sie kritisch darauf, ob eine Klientin sich vielleicht in einem durchgeplanten, nach außen hin selbstfürsorglichen, Terminplan verstrickt und den Kontakt zu ihrem Inneren verliert.

Körperorientierte Therapieansätze

Da das erlebte Trauma tief im Körper verankert ist, kann ein rein kognitiv-verhaltenstherapeutisches Vorgehen nach einem Schwangerschaftsverlust leicht an seine Grenzen geraten.

In den Therapie-Materialien werden zwei körperorientierte Therapieansätze vorgestellt (Die tiefe Bauchatmung und Der gute Stand), die gut in die Therapiesitzung integriert werden können.

Oft haben Frauen mit Verlusterfahrung eine starke Wut auf den eigenen Körper, der aus der Perspekive der Frau das Baby im Stich gelassen hat. Eine bewusste Zuwendung zum Körper kann die seelische Heilung merkbar vorantreiben. Diese bewusste Zuwendung kann in der Psychotherapie besprochen werden. Es sollte verdeutlicht werden, dass der eigene Körper wieder auf eine positive Weise gespürt werden soll, etwa durch Massagen, Shiatsu, Qi Gong, Schwimmen, lange Spaziergänge und Besuche in der Therme. Während und nach der Schwangerschaft können auch gut Angebote der Hebamme genutzt werden. Yoga eignet sich ebenso hervorragend, um wieder mehr Bezug zum eigenen Körper zu bekommen. Hier sei vor allem auf Übungen hingewiesen, die einen festen Stand und Zentrierung fördern (der Krieger, der Baum). In der Schwangerschaft können viele der Übungen durch den wachsenden Bauch nicht mehr durchgeführt werden. Hier kann die Yogalehrerin auf Alternativen hinweisen. Sehr beliebt sind Yoga Kurse extra für Schwangere, wobei dies nicht für alle Frauen nach einem Kindsverlust in Frage kommt, da hier in der Regel Fragen wie „Dein wievieltes Kind ist das?“ beantwortet werden müssen. Es gibt mittlerweile zumindest in Ballungsgebieten auch Angebote zum traumasensiblen oder traumasensitiven Yoga und teilweise sogar Yoga für Sterneneltern. Kraft und Ausdauer, die während der Schwangerschaft gelitten haben, können wieder aufgebaut werden, insbesondere, wenn eine rasche Folgeschwangerschaft angestrebt wird.

Therapeutisch besprochen werden sollte die Tatsache, dass nach einem Verlust viele Frauen desillusioniert und unmotiviert sind, sich um ihren Körper zu kümmern, der sie „im Stich gelassen“ hat. Es ist wichtig, hier auch den körperlichen Aspekt zu betonen. Denn wenn der Körper vernachlässigt wird, kann das Problemen wie Rückenschmerzen in der Folgeschwangerschaft den Weg ebnen. Um spätere Probleme mit dem Beckenboden oder einer Rektusdiastase (Auseinanderklaffen der Bauchmuskeln) zu vermeiden, können auch bei einem Schwangerschaftsverlust unter 40 Wochen ein (für verwaiste Mütter zugeschnittener) Rückbildungskurs besucht werden oder z. B. Übungen von einer Hebamme durchgeführt werden. Diese Aspekte können in der Therapie angesprochen werden und mögliche Widerstände gegenüber einem bewussten Beschäftigen mit dem eigenen Körper vonseiten der Patientin sollten bearbeitet und aufgelöst werden.

4.3 Schuldgefühle und Kontrollüberzeugungen

Gründe für das Auftreten von Schuldgefühlen: Es kommt sehr häufig vor, dass Frauen sich nach dem Verlust ihres Kindes schuldig fühlen. Wenn der Verlust in der Schwangerschaft stattgefunden hat, stellt ihr Körper den Tatort des Geschehens dar, was die Schuldgefühle oft sehr hartnäckig macht. Teilweise nimmt die Ursachensuche und die Begründung der eigenen Schuldigkeit absurde Züge an („Hätte ich bloß nicht mit dieser dicken Decke geschlafen", „Ich bin einmal wütend aufgestampft"). Starke Ambivalenzen bezüglich der Schwangerschaft können die Ausprägung von Schuldgefühlen begünstigen. Das gleiche gilt für unbekannte Todesursachen, die viel Spielraum für vielfältige Interpretationen und Ideen bieten. Wenn ein medizinisch indizierter Schwangerschaftsabbruch nach Pränataldiagnostik vorgenommen wurde oder in der Vergangenheit ein Kind abgetrieben wurde, kann es zu Bestrafungsfantasien kommen. Nicht zuletzt erleben viele Frauen im Rahmen einer Folgeschwangerschaft Schuldgefühle gegenüber ihrem verstorbenen Baby, was die Bindung an das neu heranwachsende Ungeborene erschwert.

Das Gefühl von Schuld kann auch als Versuch interpretiert werden, mehr Kontrolle nach einer Situation des absoluten Kontrollverlustes zu erleben. Das intensive Ruminieren kann zudem das Einlassen auf den Trauerprozess erschweren. Die Arbeit mit Schuldgefühlen stellt somit einen äußerst wichtigen Baustein in der Therapie dar. Schuldgefühle erweisen sich oft als sehr hartnäckig. Auch der Faktor Zeit hilft dabei, diese aufzulösen oder zumindest in den Hintergrund treten zu lassen. Wenn das Erlebte langsam integriert werden kann und neue, weniger rigide Vorstellungen zum Thema Kontrolle entwickelt werden können, kann ein neuer Blick auf das Erlebte entstehen. Dieser Prozess kann therapeutisch gefördert und beschleunigt werden.

Validierung des Schuldgefühls: Bereits in der Anamnese sollte das Vorhandensein von Schuldgefühlen erfragt und als sehr häufige Reaktion beschrieben werden. Diese Vorwegnahme erleichtert es den Betroffenen, das schmerzhafte Gefühl, das vielleicht sogar als Geheimnis gehütet wird, zu benennen. Psychoedukation und Validierung durch Fachpersonal können eine erleichternde Wirkung haben.

Kognitive Umstrukturierung der Schuldgedanken: Zum Hinterfragen von dysfunktionalen Schuldgedanken bieten sich kognitive Ansätze an. Hier werden einige Anregungen aus dem Skills-Manual von Bohus (2013) gegeben, mit denen die Patientin ihre gefühlte Schuldigkeit hinterfragt und strategisch von mehreren Seiten beleuchtet:

Hinterfragen dysfunktionaler Schuldkognitionen nach Bohus (2013, S. 221)

„Waren Sie wirklich in der Lage das Ereignis zu beeinflussen? Wie viel Prozent war etwa Ihr Anteil?“
„Überlegen Sie, ob irgendjemand mit Ihrer Fähigkeit in dieser Situation anders gehandelt hätte.“
„Überlegen Sie, was noch Gründe sein könnten, warum es so gekommen ist.“
„Würden Sie jemand anderen in Ihrer Situation verurteilen?“
„Schuld ist nur gerechtfertigt, wenn Sie gegen ein moralisches Verbot von sich verstoßen haben, wirklich maßgeblich Anteil daran hatten, die Wahl hatten, etwas anderes zu tun und die Folgen der Tat vorhersehen konnten.“
„Handeln Sie entgegengesetzt, indem Sie sich z. B. etwas Gutes tun und sich verwöhnen“.

Im Rahmen der Cognitive Processing Therapy nach Resick et al. (2012) werden mögliche Interpretationen und Schuldgefühle zunächst ganz offen mit Hilfe des sokratischen Dialogs exploriert.

Exploration dysfunktionaler Schuldkognitionen nach Resick et al. (2012, S. 9-10)

„Was meinen Sie, wenn Sie das sagen?“
„Wie sind Sie zu der Schlussfolgerung gelangt?“
„Welche alternativen Betrachtungsweisen gibt es?“
„Wie würde dieses Argument vor Gericht angefochten werden?“
„Was würde geschehen, wenn Sie diese Ansicht aufgeben würden?“

Mithilfe des sokratischen Dialoges kann auch spezifisch auf Themenkomplexe eingegangen werden. Bei einem so einschneidenden Erlebnis wie Kindsverlust empfiehlt es sich, religiöse und weltliche Ansichten zu erfragen. So zum Beispiel wird von vielen Menschen der „just world belief“ vertreten, nach dem „derjenige, der sich an die Regeln hält, belohnt wird und der, der Schlechtes tut, bestraft wird“. Der Verlust stellt nun diese Ansichten bezüglich der Kontrollüberzeugungen der Patientinnen in der Art auf den Kopf, dass sie die Welt als „gefährlich, ungerecht und unkontrollierbar“ erleben (Weiss 2001).

Sollten die Patientinnen zuvor ein (möglicherweise unrealistisch positives) Glaubenssystem gehabt haben, nachdem sie die Kontrolle über alle möglichen

Ereignisse hatten und diese meist zu ihren Gunsten beeinflussen konnten, müssen sie dieses in einem schmerzhaften Prozess anpassen und sich bewusst werden, dass sie nicht alles kontrollierbar ist – ohne in Form einer Überakkommodation in das andere Extrem zu fallen („Ich bin ausgeliefert"). Andere Frauen hingegen, die schon durch frühere unkontrollierbare und negative Erlebnisse im Sinne erlernter Hilflosigkeit geprägt wurden, werden in ihrem negativen Selbst- und Weltbild bestätigt („Ich bin nutzlos und schlecht und werde immer wieder vom Schicksal bestraft werden").

Ausschau gehalten werden sollte nach kognitiven Verzerrungen, die beispielhaft nach dem frühen Verlust eines Kindes auftreten können:

Beispiele für typische Denkfehler, angelehnt an Beck et al. (2017)

Willkürliches Schlussfolgern: „Wenn ich dieses Mal versagt habe, werde ich in der nächsten Schwangerschaft auch Fehler machen, die mein Kind gefährden."
Ignorieren wichtiger Informationen: „Ich hätte früher zum Arzt gehen müssen." (hier wird die Information ignoriert, dass es zuvor keine besonderen Auffälligkeiten gab)
Vereinfachen: „Schlechte Menschen werden bestraft."
Übergeneralisieren: „Ich bin eine schlechte Mutter."
Gedankenlesen: „Die Leute denken, dass ich verantwortungslos gehandelt habe."
Emotionales Schlussfolgern: „Ich fühle mich schuldig, also bin ich schuld."
Rückschaufehler: „Ich hätte wissen müssen, dass etwas nicht stimmt." (Die Vorhersehbarkeit eines Ereignisses wird im Nachhinein, wenn mehr Informationen vorliegen, überschätzt.)

Auch sollten die Folgen solcher verzerrter Ansichten auf das Leben der Patientin beleuchtet werden (Schuldgefühle, Verzweiflung, ungünstige Handhabung künftiger herausfordernder Situationen, Belastung von Beziehungen, etc.). Letztlich sollte sie darin unterstützt werden, möglichst selbst neue, ausgewogenere alternative Kognitionen zu den Themenbereichen Schuld und Kontrolle herauszuarbeiten: „Ich habe keine totale Kontrolle über meine Reaktionen, andere Menschen oder Ereignisse, somit bin ich nicht schuldig. Ich bin trotzdem nicht hilflos. Ich kann das beeinflussen, was möglich ist."

Existenzialistische Perspektive: Weiterhin kann auch ein existenzialistischer Zugang gute Ansätze bieten (z. B. Noyon / Heidenreich 2012): Ein schuldfreies Leben ist nicht möglich, da wir, solange wir leben, in Austausch mit unserer Umwelt gehen. So verursacht ein Baby schon bei seiner Geburt der Mutter Schmerzen. Wenn wir Auto fahren, schädigen wir potenziell andere Menschen. Von Schuld sprechen wir nur, wenn die negative Auswirkung auf Umwelt willentlich herbeigeführt wurde, ansonsten wird der Begriff der Verantwortlichkeit verwendet (diese trifft man in Zusammenhang mit frühem Kindstod eher selten an). Der Patientin sollte deutlich werden, dass sie auch, wenn sie sich über die ganze Schwangerschaft hinweg ins Krankenhaus gelegt hätte, keine Garantie für ein gesundes Kind gehabt hätte.

Hilfreiche Bilder: Brooks (2018) beschreibt in ihrem Buch „Small Animals: Parenthood in the Age of Fear" mit dem „Rollstuhl Beispiel" auf sehr griffige Weise, welche Folgen unser Wunsch nach absoluter Kontrolle haben kann: So können wir davon ausgehen, dass eine bestimmte Anzahl an Kindern sich verletzt oder gar stirbt, weil sie hinfallen. Um das zu verhindern, könnte man nun alle Kinder von klein auf in einen Rollstuhl setzen. Mit der Patientin kann nun diskutiert werden, welche positiven und negativen Folgen dies hätte und es können Parallelen zu ihren eigenen Kontrollwünschen gezogen werden.

Mit dem verstorbenen Kind Zwiesprache halten: Ein ganz anderer Zugang kann sein, die Patientin einen *Brief an das verstorbene Baby* schreiben zu lassen, der die drängendsten Fragen bezüglich ihrer Schuldwahrnehmung beantwortet. Möglicherweise ermöglicht ihr dies, in Kontakt mit der tief in ihr verborgenen Gewissheit, den Tod ihres Kindes nicht verursacht zu haben, zu treten. Ein solcher Dialog kann auch gut innerhalb einer hypnotherapeutisch orientierten Sitzung realisiert werden.

Arbeiten mit Schuldgefühlen nach einem Schwangerschaftsabbruch: Wenn sich die Klientin für einen Schwangerschaftsabbruch entschieden hat, gelten prinzipiell die gleichen Empfehlungen, die ggf. angepasst werden müssen. Auch hier wurde ein massiver Kontrollverlust durch die Krankheit oder Beeinträchtigung des Kindes erlebt. Häufig konnte nicht abgesehen werden, welches Ausmaß diese gehabt hätten, und ob, wie lange und in welcher Form das Kind lebensfähig gewesen wäre. Insbesondere in diesen Fällen kann eine große Unsicherheit bestehen, ob die Entscheidung die „richtige" war. Es kann helfen, die Gründe für diesen Entschluss, die Komplexität des Sachverhaltes und das erlebte Dilemma noch einmal detailliert herauszuarbeiten. Auch kann auf die in Kapitel 1.1 aufgeführte Studie von Kersting (2012) verwiesen werden, laut der sich zwei bis sieben Jahre nach dem Abbruch die überwiegende Mehrheit der Frauen trotz der emotionalen Belastung erneut so entscheiden würde.

Im Fall eines Schwangerschaftsabbruchs kann es für die Therapeutin als schwierig erlebt werden, mit eigenen (zumindest in der Theorie) abweichenden ethischen Maßstäben oder religiösen Anschauungen umzugehen. Diese sollten dann Gegenstand von Intervision sein.

Die (wahrgenommene) Schuld der anderen: Möglicherweise sucht die Patientin die Schuld für das Unfassbare nicht nur bei sich selbst, sondern auch bei anderen, in der Regel den involvierten medizinischen Fachpersonen. Hier ist es zunächst wichtig, in der Therapie offen und neutral zu eruieren, ob es Versäumnisse auf deren Seite wirklich gab. Falls dem so war, sollte gut abgewogen werden, ob es sich lohnt, offiziell dagegen vorzugehen, sei es durch eine Beschwerde beim Schlichtungsausschuss der Ärztekammer oder gar durch eine Klage. Hilfe können Beschwerdestellen der Krankenkassen oder auf Behandlungsfehler spezialisierte Fachanwälte leisten. Der Klientin sollte verdeutlicht werden, dass diese Wege meist langwierig und frustrierend sind und nicht zuletzt, gerade in einer Folgeschwangerschaft, eine Menge Energie ziehen, indem das Thema immer wieder hervorgeholt wird und die Gegenseite natürlich ihr Möglichstes tun wird, um nicht belangt zu werden. Falls der Wunsch nach Bestrafung der Behandler übermäßig stark zu sein scheint, sollte sensibel hinterfragt werden, ob die Patientin eine Art „Sündenbock" sucht. Möglicherweise fällt es ihr momentan noch leichter, sich ihren Wutgefühlen zuzuwenden als ihrer Trauer, oder sie fühlt sich mehr oder weniger selbst schuld am Geschehen, kann dies aber noch nicht zulassen. Wenn die Patientin auf rationaler Ebene zu dem Schluss gekommen ist, dass den Behandlern kein gravierender Fehler unterlaufen ist, bieten sich zur Entlastung als überwältigend erlebter Gefühle wie Wut und Hilflosigkeit therapeutische Verfahren an wie das oben geschilderte kognitive Hinterfragen, emotionsfokussierte Stühlearbeit oder das Schreiben von Briefen, die nicht abgeschickt werden müssen.

Mit der Patientin kann auch die Möglichkeit diskutiert werden, sich persönlich in dem Bereich zu engagieren, sei es bei der Unterstützung anderer Betroffener oder bei der Beseitigung von strukturellen Missständen. Dies bietet eine Möglichkeit, negative Energie langfristig positiv umzusetzen. Es sollte jedoch bedacht werden, dass eine permanente Beschäftigung mit dem Thema Kindsverlust und den eventuell noch bestehenden strukturellen Missständen den Schmerz auch vergrößern kann und dazu ein Ausgleich gefunden werden sollte. Die Verbesserungen, die es im Bereich Kindsverlust insbesondere in Krankenhäusern gibt, sind größtenteils dem Engagement verwaister Eltern zu verdanken.

4.4 Neid

Neid auf das Familienglück anderer: Neid ist in unserer Gesellschaft ein eher verpöntes Gefühl. Verwaiste Mütter kennen dieses Gefühl nur zu gut. Meist befindet sich der Großteil des Freundeskreises mitten in der Familiengründungsphase. Vielleicht waren mehrere Freundinnen gleichzeitig schwanger und es wurden gemeinsam Pläne geschmiedet, sich in der Elternzeit zu treffen. Immer wieder sind die Eltern, on- und offline, mit neuen Schwangerschaftsverkündungen im Bekanntenkreis konfrontiert.

> „Mein jüngerer Bruder hat heute sein erstes Kind bekommen und ich bin einfach furchtbar traurig und neidisch. Alles lief glatt, perfekt und problemlos. Mein erstes Kind ist bei der Geburt gestorben, bei meinem zweiten gab es Komplikationen. Nachdem ich mehrere Wochen im Krankenhaus liegen musste, kam er als Frühgeburt und musste noch wochenlang auf der Frühchenintensivstation verbringen. Natürlich wünsche ich meinem Bruder und seiner Familie nur das Beste. Ich fühle mich so schlecht und egoistisch."

Auch das scheinbar ungetrübte Familienglück von Eltern mit schon größeren Kindern kann schmerzhaft sein, führt es doch die Entwicklungsschritte vor Augen, die das eigene Kind nie vollziehen wird. So sind gerade Kontakte zu Freunden schwierig, die gleich alte Babys haben. Es kann schmerzhaft für die Patientin sein, sich die völlig legitimen Klagen über schlaflose Nächte und Schwierigkeiten anzuhören, die die sie selbst um jeden Preis gerne selbst hätte. In ihrer Wahrnehmung scheint das Thema in den Medien ständig anzutreffen zu sein und draußen auf der Straße reiht sich scheinbar Babybauch an Kinderwagen. Ist bereits eine Folgeschwangerschaft eingetreten, reduziert sich der Neid meist, kann aber auch bis in die fortgeschrittene Schwangerschaft erhalten bleiben, weil die Aussicht, ein lebendiges Baby zu bekommen, für die Frauen fraglich erscheint. Eventuell bleibt der Neid sogar danach erhalten, da ein Kind für immer fehlen wird.

Neue Sichtweisen eröffnen: Auch beim Neid geht es darum, das Gefühl erst einmal zu benennen und so anzunehmen. Die Therapeutin sollte ihn als typisches Gefühl nach einem solchen Verlust normalisieren, denn schließlich hat die Patientin das Liebste verloren und wünscht es sich zurück. Hinzu kommt der tief verwurzelte Wunsch, sich eine eigene Familie aufzubauen oder noch ein Geschwisterchen für die lebenden Kinder zu haben. Der Neid ist von der Missgunst abzugrenzen, denn in den allermeisten Fällen wünschen die Eltern anderen nichts Schlechtes, sondern haben im Gegenteil den tiefen Wunsch, dass nie wieder ein Kind leiden oder sterben muss. Ebenso kann es sich bei Neid auch um Trauer handeln, die akut wird, sobald der Mutter der Verlust klar vor Augen gehalten wird.

In der Therapie kann an Neidgefühlen gearbeitet werden, in dem die darunter liegenden Bewertungen betrachtet werden. Was verbirgt sich eventuell hinter den augenscheinlichen „Bilderbuchfamilien"? Welche Verluste oder andere Schwierigkeiten hatte die scheinbar glückliche Schwangere gegenüber in der Straßenbahn vielleicht schon zu beklagen und was steht ihr vielleicht noch bevor? Was denken die Leute, wenn sie mich auf der Straße sehen? Wer beneidet mich vielleicht, wenn ich, mit meinem Folgekind schwanger, spazieren gehe? Was lief schon gut in meinem Leben und auf welche Ressourcen und Eigenschaften kann ich stolz sein? Wofür bin ich auch in der aktuellen Lage dankbar? Vorsicht, hier geht es nicht darum, den Verlust schön zu reden, sondern andere Perspektiven zu eröffnen.

Unterstützung im Umgang mit Freunden mit kleinen Kindern: Neben dem Fördern einer anderen Sichtweise sollte mit der Klientin zusammen geprüft werden, ob sehr belastende Kontakte zumindest zu Beginn reduziert werden sollten. Eine offene Kommunikation mit guten Freunden ist hier hilfreich. Normalerweise können sich diese gut in der Lage der verwaisten Eltern hineinversetzen und sind, wenn möglich, auch zu Treffen ohne die kleinen Kinder bereit oder können nachvollziehen, dass der Begrüßungsbesuch beim neuen Baby erst einmal nach hinten verschoben wird. Ein Kommentar wie „Es macht mich momentan noch sehr traurig, kleine Kinder zu sehen, auch wenn ich sehr froh bin, dass es euch allen gut geht" ist auf jeden Fall unterschwellig feindseligen Bemerkungen oder der unangekündigten Vermeidung von Kontakten vorzuziehen. In dieser Zeit können verstärkt Kontakte zu Freunden ohne Kinder oder zu Mitgliedern einer Selbsthilfegruppe gepflegt werden, mit denen diese Gefühle offen geteilt werden können. Längerfristig kann dann wieder die vorsichtige Konfrontation mit Kindern und deren Themen gesucht werden. Es kann ein Therapieziel sein, die Balance zwischen Selbstschutz und Konfrontation zu finden sowie eine authentische Kommunikation über die eigenen Bedürfnisse zu entwickeln.

4.5 Das soziale Umfeld

Die Partnerschaft

Drohende Trennung in Folge der Belastung? Der Tod des gemeinsamen Kindes oder der unerfüllte Kinderwunsch aufgrund mehrerer Aborte sind mit die größten Belastungen, denen eine Partnerschaft standhalten muss. In den Medien wird immer wieder die Trennungsrate von 80% nach dem Tod eines Kindes genannt, allerdings ohne Quellenangabe. Eine repräsentative US-Studie hat ergeben, dass die Scheidungsrate früh verwaister Eltern höher ist als bei Paaren ohne Verlust (Shreffler et al. 2012). Das Studiendesign erlaubt jedoch keinen Rückschluss darüber, ob dieser Zusammenhang kausal ist.

Kachler und Majer-Kachler (2013) haben für ihr Paarbuch „Gemeinsam trauern, gemeinsam weiter lieben" eine nicht repräsentative Befragung von deutschen Paaren durchgeführt, die Kinder unterschiedlichen Alters verloren haben, welche eine Trennungsrate von 15% ergab. Die Autoren verweisen auf zwei Untersuchungen der Compassionate Friends, einer amerikanischen Vereinigung verwaister Eltern, die zeigen, dass die Trennungs- und Scheidungsrate bei trauernden Eltern im ähnlichen Rahmen bei etwa 16 bis 18% liegt. Laut diesen nicht repräsentativen Umfragen haben Paare mit Verlusterfahrung niedrigere Scheidungsquoten im Vergleich zur Gesamtbevölkerung. Die getrennten Paare bei Kachler und Majer-Kachler (2013) waren bereits vor dem Todesfall signifikant unzufriedener mit ihrer Beziehung, die Trauer wurde sehr unterschiedlich gelebt und wenig kommuniziert. Bei allen Paaren war im Durchschnitt die Belastung im ersten Jahr nach dem Tod am größten. Viele der Befragten gaben an, eine Therapie oder Trauerbegleitung gemacht oder eine Selbsthilfegruppe aufgesucht zu haben, welche als sehr hilfreich empfunden wurden.

Die Erfahrung mit früh verwaisten Eltern deutet zudem darauf hin, dass das Ziel, eine Familie zu gründen, die Partner oft mehr verbindet als trennt. Im klinischen Kontext scheint vor allem relevant, dass die Aspekte, die Partnerschaftskonflikte begünstigen, rechtzeitig identifiziert und angegangen werden. In der Therapie können mutmachende Ergebnisse diskutiert werden, um Klienten die Angst zu nehmen, nach dem Kind nun auch die Partnerschaft zu verlieren.

Unterschiedliche Ausdrucksformen der Trauer verstehen: Trauer wird oft sehr unterschiedlich gelebt und bietet damit prinzipiell die Möglichkeit, sich zu entzweien. Frauen binden sich in der Regel früher an das werdende Leben und erfahren die speziellen körperlichen Aspekte einer Schwangerschaft. Wie bereits dargestellt, wird die Trauer des Mannes klassischerweise oft vom Umfeld übersehen und er erhält die Rolle des starken Beschützers. Je nach Studie wurden ähnliche Level an Trauer bei beiden Partnern oder höhere bei der Frau festgestellt (Kersting / Wagner 2012; Li et al. 2005). Häufig wird berichtet, dass der Mann die Trauer eher „in sich hineinfresse" und die Frau darin versinke. Je nach Persönlichkeit, Biografie und Paardynamik ist es natürlich auch umgekehrt möglich. Sehr unterschiedliche Umgangsarten mit der Trauer können Paarkonflikte begünstigen, was die dringend notwendige gegenseitige Unterstützung unterminieren kann.

Gegensätzliche Trauer-Stile identifizieren: Kachler und Majer-Kachler (2013) definieren das Konzept des wechselseitigen oder komplementären Trauerns. Wenn der eine sich sehr zurücknimmt, animiert das oft den anderen, seine Trauer manchmal beinahe aggressiv nach außen zu kehren, was wiederum den anderen in seinem Trauerausdruck lähmen kann. Für ein erfolgreiches Trauern brauchen wir beides, das Sich-Einlassen auf den Verlustschmerz und das Begrenzen der Trauer. Diese Arten des Trauerns werden wiederum u. a. in redende versus handelnde Trauer, extrovertierte versus introvertierte Trauer und spirituelle versus diesseitsorientierte Trauer eingeteilt.

Diese Kategorien können den trauernden Eltern in einer gemeinsamen Sitzung als Heuristik zur Verfügung gestellt werden. Beide können sich den passendsten Kategorien zuordnen und überlegen, welche positiven Aspekte der jeweilige Trauerstil einbringt. Z.B. kann der introvertiert Trauernde erfahren, dass der Ausdruck nach außen befreiend und tröstlich sein kann. Der extrovertiert Trauernde kann im Gegenteil erfahren, dass er die Trauer in sich begrenzen kann und eine besonders intime Beziehung zu seinem Kind aufbauen kann. Vielleicht wird ihm auch klar, dass er in seinem präsentierten Schmerz manchmal abweisend auf den Partner wirkt und sich von ihm genauso isoliert wie der introvertiert Trauernde durch das In-sich-Behalten seiner Gefühle. In der Therapiesitzung soll die Akzeptanz der Trauer des anderen gefördert werden, die Partner sollen aber auch versuchen, aufeinander zuzugehen. Ein Partner erhält z. B. die Aufgabe, die eigene Trauer wahrzunehmen, wenn sie aufsteigt, der andere Partner, die eigene Trauer beizeiten zu begrenzen. Nachdem einige Zeit seit dem Verlust verstrichen ist, kann in einer gemeinsamen Sitzung auf den gemeinsamen Trauerweg zurückgeblickt werden. Dies kann als Übung geschehen, in welcher jeder Partner seinen Trauerverlauf als Kurve aufzeichnet und dann mit der des anderen vergleicht. Unterschiede und Gemeinsamkeiten können in der Therapie besprochen werden.

Gemeinsame Rituale etablieren: Der Behandelnde kann anregen, feste Termine für gemeinsame Trauer(rituale) zu vereinbaren. Diese können auch bewusst bescheiden gestaltet werden: ein Spaziergang, bei dem gesprochen, aber auch geschwiegen werden darf, oder das Betrachten von Fotos. Mit Urlaubsmitbringseln kann gemeinsam das Grab geschmückt werden.

Sexualität erleben: Sich über die Trauer hinaus wieder als Paar zu fühlen und gemeinsam schöne Dinge zu erleben ist wichtig, da die Identität als Frau bzw. als Mann während der Trauer um ein Kind in den Hintergrund rückt. Hier kann die Therapeutin ressourcenorientiert nachfragen, was sich die Partner wieder mehr wünschen. Männer erwarten manchmal mehr körperliche Nähe von ihrer Partnerin, während diese dies vielleicht noch als unpassend empfindet. Die Sexualität ist einerseits durch intensive Lebendigkeit gekennzeichnet, andererseits erinnert sie an die Zeugung des verstorbenen Babys oder an glücklose Schwangerschaften. Sie kann gestört sein, weil sich die Partner noch nicht einig sind, ob und wann sie wieder ein Kind zeugen möchten. Psychoedukativ ist es wichtig mitzuteilen, dass die Sexualität in der akuten Trauerphase oft reduziert oder ausgesetzt wird und dass dies nicht per se ein Hinweis auf ein Auseinanderbrechen der Partnerschaft ist. Zugleich berichten viele Paare, diese nach einiger Zeit sogar wieder achtsamer und tiefer zu erleben. In der Therapie können Wege gefunden werden, Sexualität zu ermöglichen, aber nicht zu erzwingen.

Kommunikationsstrategien hinterfragen: Im Buch von Kachler und Majer-Kachler (2013, S. 89) werden Kommunikationsstrategien für trauernde Paare beschrieben, die in den „Zehn Geboten des partnerschaftlichen Trauergesprächs“ zusammengefasst werden.

„Zehn Gebote des partnerschaftlichen Trauergesprächs

Ich werde selbst aktiv.

Ich frage den anderen, ob es für ihn in Ordnung ist, über seine Trauer zu reden.

Ich beginne von meiner Trauer zu erzählen.

Ich entscheide, wie viel ich von meiner Trauer mitteile.

Ich bleibe bei meinen Gefühlen.

Ich bin bereit zuzuhören.

Ich überlasse dem anderen, wie viel er von seiner Trauer erzählt.

Ich versuche den anderen zu verstehen.

Ich würdige die Gefühle des anderen als seine Gefühle.

Ich bedanke mich für das Zuhören oder Reden des anderen.“

Neben der potenziell unterschiedlichen Art zu trauern gibt es auch andere Bereiche, in denen der Verlust eines Kindes Auswirkungen auf die Partnerschaft haben kann. So ist es z.B. denkbar, dass der Mann in einer Folgeschwangerschaft seine Partnerin mit übertriebener Fürsorge bevormundet, um seine Kontroll- und Sicherheitsbedürfnisse zu befriedigen. Eventuell spielen auch gegenseitige Schuldzuweisungen eine Rolle oder die Partner haben unterschiedliche Vorstellungen bezüglich der weiteren Familienplanung (z.B. wünscht sich ein Partner möglichst bald ein Folgekind, während der andere noch warten möchte oder aus Angst gar eine weitere Schwangerschaft ganz ausschließt). Hier ist es wichtig, solche Unterschiede und Schwierigkeiten herauszufiltern und zu benennen, um in einer gemeinsamen Therapiesitzung Lösungen zu entwickeln oder die Klientin anzuleiten, dies eigenständig mit ihrem Partner zu tun.

Sollte es bereits zu einer Trennung gekommen sein, ist es umso wichtiger, das soziale Unterstützungssystem der Patientin zu aktivieren.

Lebende Geschwisterkinder

Eltern, die bereits lebende Kinder haben, sind vor die Herausforderung gestellt, ihnen den Tod des erwarteten Geschwisterkindes mitzuteilen und ihre vielen fantasievollen Fragen zu beantworten. Dabei können viele Unsicherheiten und Fragen auftreten, die therapeutisch besprochen werden können.

Einbezug des Kindes unmittelbar nach dem Verlust: Viele Eltern entscheiden sich, ihre Kinder mit ins Krankenhaus zu nehmen, um sie Abschied nehmen zu lassen und ein Bild des Babys zu etablieren, das sonst kein Gesicht erhalten würde. Dies ist abhängig von der Schwangerschaftswoche, dem Alter der Geschwisterkinder und den Präferenzen der Eltern. Die Entscheidung sollte in dieser Ausnahmesituation wohlüberlegt sein, da sie nicht mehr rückgängig zu machen ist. Viele Eltern haben gute Erfahrungen damit gemacht, offen mit dem Thema umzugehen und ihren Kindern damit eigene Rituale für ihren Trauerausdruck zu ermöglichen. Die Geschwisterkinder können zum Beispiel Stofftiere mitbringen, Bilder malen oder einen Beitrag zur Grabstelle gestalten. Die verschiedenen Optionen, das Geschwisterkind mit einzubeziehen, können in der Therapie diskutiert werden.

Kindliche Verarbeitung und Trauerausdruck: Die Verarbeitung des Todes und der Ausdruck von Trauer ist für verschiedene Altersstufen unterschiedlich (Senf / Eggert 2014).

Umgang mit dem Tod in verschiedenen Altersstufen (Senf / Eggert 2014)

Säuglinge bis zwei Jahre:
Die Kleinsten können mit Unruhe, Schreien, Schlafstörungen und Veränderungen des Essverhaltens reagieren. Ältere Kinder zeigen zum Teil verzweifelten Reaktionen, wie zum Beispiel sich auf den Boden werfen oder fallen mit Daumenlutschen oder Bauchschmerzen auf.

Kinder von zwei bis vier Jahren:
Die Kinder sind oft noch der Überzeugung, dass der Tote nur schläft. Sie können sich dennoch Sorgen machen, dass der Verstorbene Schmerzen oder Hunger leiden muss oder keine Luft mehr bekommt. Der Tod wird von vielen Kindern als Bestrafung für Fehlverhalten erlebt („Das Baby ist gestorben, weil ich mir gewünscht habe, dass es weg bleibt“). Gegen Ende dieser Phase beginnen die Kinder die Endgültigkeit des Todes immer mehr zu begreifen.

Kinder von sechs bis neun Jahren:
In diesem Alter weiß das Kind, dass der Tod endgültig ist und begegnen einem toten Menschen mit Ernsthaftigkeit.

Kinder ab zwölf Jahren und Jugendliche:
Nun können Kinder die Endgültigkeit und die Konsequenzen, die der Tod für sie hat, erkennen (z. B. Bedeutung des Verlustes für die Eltern). Die Denkmuster, über die auch Erwachsene verfügen, sind ihnen normalerweise zugänglich. Da die Endgültigkeit des Todes erkannt wird, quälen sich Jugendliche oft mit Sinnfragen.

Für Eltern kann es irritierend sein zu sehen, dass ihre Kinder vom Traurigsein unmittelbar ins fröhliche Spiel wechseln. Die Reaktionen gerade kleiner Kinder und der Grad ihrer Belastung sind für Erwachsene oft schwer einzuschätzen.

> „Ich erzählte meinem Vierjährigen, dass das Baby in Mamas Bauch gestorben ist und nun im Himmel ist. Er schien nicht allzu traurig, malte aber immer wieder Bilder von unserer Familie und dem Baby im Himmel.“

Der Überblick von Senf und Eggert (2014) kann mit den Eltern besprochen werden, so dass sie solche Reaktionen des Geschwisterkindes besser verstehen und einordnen können.

Eltern-Kind-Kommunikation: Normalerweise unternehmen die Eltern große Anstrengungen, trotz ihrer eigenen Verzweiflung eine stützende Normalität für die Geschwisterkinder zu erhalten, womit sie sich oft überfordert fühlen (Avelin et al. 2011). Teilweise entwickeln sie auch verstärkte Ängste um ihre lebenden Kinder. Diese nehmen unabhängig vom Alter und kognitiven Entwicklungsstand das Gefühlschaos der Eltern wahr und neigen dazu, es auf sich zu beziehen. Auf diese Gefahr sollte die Therapeutin hinweisen und zu einer offenen Kommunikation raten. Eine Erklärung wie „Mami ist traurig, aber nicht wegen dir“, kann das Kind beruhigen, da es seiner Wahrnehmung trauen kann, aber sich nicht selbst verantwortlich für die Situation fühlen muss.

Fragen des Geschwisterkindes wie „Wo ist das Baby hin?“ und „Kommt es zurück?“ können überfordernd für die Eltern sein. Die Therapeutin sollte zu einer klaren und eindeutigen Sprache raten, da Ausdrücke wie „Das Baby ist eingeschlafen“ oder „Wir haben es verloren“ unerwartete Ängste schüren können. Das Kind könnte sich denken: „Was ist, wenn ich heute Abend einschlafe oder ich selbst irgendwo verloren gehe“? Das Buch „Lilly ist ein Sternenkind“ von Masaracchia und Wolter (2014) findet kindgerechte Worte und Bilder für die schwierige Thematik eines in der Schwangerschaft gestorbenen Geschwisterkindes.

Auch in der Folgeschwangerschaft müssen sich die Eltern mit ihren Kindern auseinandersetzen. Nicht zuletzt stellt sich die Frage, wann die neue Schwangerschaft mitgeteilt werden soll. „Wird dieses Baby auch sterben?“, wollen die Kinder dann oft wissen, was die Eltern nachvollziehbarerweise zum Schlucken bringt, sind sie sich doch selbst nicht mehr sicher. „Wir hoffen sehr, dass dieses Baby bei uns bleibt, es ist sehr, sehr wahrscheinlich“, ist für viele Betroffene eine stimmige Antwort. Jedoch muss das passende Vorgehen individuell mit jeder Familie erarbeitet werden.

Kindliche Verhaltensauffälligkeiten: Empfehlenswert ist es, wenn die Eltern Lehrer und Erzieher auf den Verlust der Familie aufmerksam machen, um das Kind im Auge zu behalten und ungewöhnliches Verhalten einordnen zu können. Sollten anhaltende Auffälligkeiten bestehen oder sehr ausgeprägte Aggressionen oder regressive Tendenzen auftreten, sollte sich die Familie bei einer Erziehungsberatungsstelle vorstellen.

Freunde und Familie

Umgang mit Invalidierungen im Freundes- und Bekanntenkreis: Heutzutage können wir, wenn jemand in unserem Umfeld jemanden verliert, im Gegensatz zu früher wenig auf religiös begründete Formulierungen zurückgreifen. Freunde und Bekannte sind gezwungen, angesichts der Katastrophe des verlorenen Kindes eigene Worte der Anteilnahme zu finden, was für viele überfordernd ist. Viele Menschen scheuen sich auch generell vor dem Wahrnehmen und Ausdrücken intensiver, insbesondere unangenehmer Gefühle, sodass diese schnell und effizient weggeschoben werden. Wie bereits ausgeführt, kann dies zum weitestgehenden Ignorieren des Todes des Babys führen. Weiterhin kommt es oft zu einer Herabwürdigung des Verlustes, indem dieser zum Trost des Paares schön geredet oder mit weniger gravierenden Schicksalsschlägen verglichen wird. Besonders in der akuten Trauerphase sind die Eltern oft so vor den Kopf gestoßen, dass sie sich kaum gegen solche Äußerungen behaupten können und in solchen Momenten wie eingefroren sind.

Auch in der Folgeschwangerschaft kann es zu Invalidierungen kommen, da jetzt ja scheinbar „wieder alles gut“ ist. Mittelfristig kann die Enttäuschung über solche Reaktionen, verbunden mit der Ansicht, sich seinen Freunden in seiner Trauer nicht zumuten zu wollen, zum Verlust von sozialen Kontakten führen (so genannte sekundäre Verluste). Sollte dies sehr augenfällig sein (eine Distanzierung von einigen wenigen Bezugspersonen nach einem solchen Ereignis ist meist als gesunde Reaktion einzuordnen), kann dies in der Therapie mit Hilfe eines Soziogramms sichtbar gemacht werden, indem der Vorher-Nachher-Zustand von Beziehungen durch deren räumliche Nähe dargestellt wird.

In der Therapie ist es außerdem wichtig, einen geschützten Raum zu schaffen, in dem zunächst einmal jegliche Gefühle da sein dürfen. Die Schwere des Verlustes sollte ganz und gar anerkannt werden. Der Umgang mit Invalidierungen des Umfeldes sollte besprochen werden, wenn dieser als sehr belastend erlebt wird. Die Frau sollte ihrem Ärger und Enttäuschung Ausdruck verleihen können. Als Reaktion bietet sich das Aufklären des Umfeldes oder auch einfach eine angemessene Abgrenzung an. Auf „tröstende Worte“ wie „Sei froh, dass du schon ein Kind hast“ kann z. B. erwidert werden: „Natürlich bin ich dankbar, dass mein erstes Kind lebt, aber es ersetzt nicht mein verstorbenes“. Es kann auch eine Option sein, sehr unsensible, eher weitläufige Bekannte zu meiden und sich die kräftezehrende Auseinandersetzung zu ersparen.

Es ist aber auch wichtig, die Gründe für das Verhalten des Umfeldes zu diskutieren und zu überlegen, wann die Patientin selbst vielleicht schon unpassend reagiert hat oder ihr die Worte gefehlt haben. Auch, wenn es in einer solchen Ausnahmesituation viel von der trauernden Mutter verlangt ist, kann es sehr effektiv sein, offen, direkt und verständnisvoll auf Freunde und Angehörige zuzugehen, Unsicherheiten zu kommunizieren, und mitzuteilen, was sich die Mutter wünscht. Häufig ist das einfach das gemeinsame Aushalten des Unfassbaren und das Stellen interessierter Fragen durch die Gesprächspartner.

In den Therapie-Materialien finden Sie einen Blogbeitrag zu diesem Thema mit Hilfestellungen für Angehörige von Sterneneltern (Sag nicht – sag lieber), den Sie Ihren Klienten zur Weitergabe an deren Angehörige und Freunde empfehlen können.

Konfliktpunkte mit den Großeltern: Reibungspunkte gibt es natürlich auch in engen verwandtschaftlichen Beziehungen, vor allem mit den Großeltern des Sternenkindes. Sie erleben einen doppelten Schmerz im Verlust des Enkelkindes und darin, ihre Kinder trauern zu sehen. Sie können sich gar schuldig fühlen, weil sie noch leben und das Baby ihrer Kinder sterben musste. Unterschiede zwischen den Generationen können das gegenseitige Verständnis erschweren. Während bei lebenden Enkelkindern oft Kritik an deren Erziehung geübt wird, kann es bei toten Enkelkindern die Trauerform der Eltern sein, für die einige Großeltern wenig Verständnis zeigen.

> „Meine Mutter hat mich größtenteils gut unterstützt nach dem Tod meines Sohnes. Seit ich wieder schwanger bin, macht sie aber immer wieder deutlich, dass ich „zu sehr traure". Es kommt immer wieder rüber, dass sie findet, dass wir uns mehr um das neue Baby kümmern sollten, dabei möchten wir nur das Andenken an unseren Sohn wahren. Ich habe Panikattacken, bin ständig beim Arzt wegen Komplikationen. Wir tun wirklich alles, um dieses Baby zu behalten. Ich fühle mich schon als schlechte Mutter, weil ich meinen Sohn nicht lebendig bekommen konnte. Das macht mich noch trauriger und verletzt mich."

Natürlich ist der Umgang mit der Thematik stark abhängig davon, wie die Beziehung schon vor dem Tod des Babys war. Hier kann die Patientin darin unterstützt werden, keine falschen Erwartungen zu hegen, denn in der Herkunftsfamilie wird der Umgang mit Gefühlen nach dem Verlust aller Wahrscheinlichkeit nach so ähnlich gehandhabt werden wie schon immer. Zusätzlich können Sie darauf hinweisen, dass in Krisenzeiten charakterliche Besonderheiten besonders hervortreten und Menschen oft auf dysfunktionale Verhaltensweisen zurückfallen, die sie sonst besser kontrollieren können.

Manchmal aber entwickeln sich die Großeltern auch und wachsen über sich hinaus, indem sie vielleicht Gefühle auf eine Art zeigen können, wie es ihnen vorher nicht möglich war. Durch das offene Zeigen intensiver Gefühle kann eine nie gekannte Nähe entstehen. Viele Großeltern werden es schätzen, wenn sie, z. B. an Jahrestagen, aktiv zum Trauern eingeladen werden. Größere Differenzen und Verletzungen sollten zu einem passenden Zeitpunkt wie bereits beschrieben thematisiert werden. Der Einbezug der Angehörigen in die Therapie bietet sich hier an.

Wenn die Schwierigkeiten zu groß sein sollten, sollte mit der Patientin die Möglichkeit erwogen werden, den Kontakt zu verändern, zu reduzieren oder, in letzter Konsequenz, zweitweise einzustellen. Insbesondere in Bezug auf familiäre Verpflichtungen und Feiern sollte in akuten Phasen der Trauer und Überforderung eine sinnvolle Abgrenzung betrieben werden, die Sie z. B. mit Hilfe von Rollenspielen einüben können. Dies gilt vor allem für schwierige Feiertage wie Weihnachten, die in der Therapie rechtzeitig vorbereitet werden sollten.

Arbeitsstelle

Viele Mütter sind unsicher, wie der Verlust auf der Arbeitsstelle kommuniziert werden soll, wie eine Rückkehr zur Arbeit aussehen kann und was für rechtliche und psychische Aspekte beachtet werden sollen, wenn die Folgeschwangere arbeiten bzw. Mutterschutz in Anspruch nehmen möchte. Diese Unsicherheiten können in der Therapie besprochen werden, und ein Vorgehen kann festgelegt werden.

Den Verlust kommunizieren: Die meisten Mütter, die ihr Kind verlieren, sind in irgendeiner Form beruflich eingebunden. Die Kommunikation des Todes als auch einer neuen Schwangerschaft stellen große Herausforderungen an sie. Je später der Verlust eingetreten ist, desto mehr Kollegen und Kunden haben von der Schwangerschaft erfahren. In diesem Fall ist es normalerweise nützlich, wenn diese zumindest zum Teil vor der Rückkehr an den Arbeitsplatz informiert werden. So muss die Frau nicht fürchten, regelmäßig auf Menschen zu stoßen, die sie erst zur Geburt beglückwünschen und denen sie dann die katastrophalen Nachrichten überbringen muss, während sie sich wahrscheinlich einen Funken Normalität erhofft und ihre Kräfte zum Überstehen des Arbeitsalltages benötigt.

Die Art der Kommunikation ist stark abhängig von der Art und Größe der Einrichtung, der Beziehung zu Vorgesetzten und Kollegen und den persönlichen Präferenzen. Auch wenn es zunächst ungewöhnlich und unpersönlich erscheint, kann es bei einer großen Anzahl an Kollegen Sinn ergeben, vor der Rückkehr eine E-Mail zu formulieren, in der kurz auf den Verlust eingegangen wird. Diese Gelegenheit kann auch genutzt werden, um Wünsche an die Kollegen bezüglich des Umgangs mit der verwaisten Mutter formuliert werden. Eventuell wünscht diese z. B., nicht auf den Verlust angesprochen zu werden, sondern bei Zeiten selbst auf ausgewählte Kollegen zuzugehen. Die meisten Menschen sind froh, sich an einer Art Handlungsempfehlung festhalten zu können und werden Wege finden, ihrer Anteilnahme anderweitig Ausdruck zu verleihen. Es ist zu empfehlen, das Vorgehen zuvor mit den Vorgesetzten und eventuell der Personalabteilung abzustimmen. In kleinen Organisationen kann es eine Option sein, ausgewählte Personen zu kontaktieren, die die Nachricht weiter geben.

Rückkehr zur Arbeit nach dem Verlust: Genauso individuell wie die Kommunikation des Verlustes sind Zeitpunkt und Art des Wiedereinstieges. An eventuell bestehenden Mutterschutz kann sich eine Krankschreibung anschließen. Ebenso gut kann er abgebrochen werden, wenn eine ärztliche Unbedenklichkeitsbescheinigung vorliegt. Erfahrungsgemäß neigen viele Menschen nach Verlusten dazu, sich schnell ablenken zu wollen. Es darf nicht unterschätzt werden, welche körperlichen Folgen nach einer abgebrochenen Schwangerschaft oder nach einer stillen Geburt zusätzlich hinzu kommen. Andererseits kann eine Verankerung im Alltag, abhängig vom Job, auch sehr heilsam sein. Empfehlenswert ist sicherlich die Nutzung einer beruflichen Wiedereingliederung, bei der die Krankenkasse Krankengeld zahlt. So kann sich die verwaiste Mutter langsam und ohne Druck an den Arbeitsalltag herantasten. Langfristig kann bei weiterhin reduzierter Belastbarkeit eine zeitweise Arbeitszeitreduktion erwogen werden.

> „Ich habe mir nach der stillen Geburt 6 Monate genommen, bevor ich wieder zurück zur Arbeit bin. Ich habe intensiv getrauert und Therapie gemacht. Von meiner Familie bekam ich sehr viel Druck („Geh wieder arbeiten, das wird dir gut tun"), aber ich habe mir die Zeit genommen, die ich gebraucht habe, worüber ich sehr froh bin. Selbst nach 6 Monaten war es noch sehr hart und ich konnte mich schlecht konzentrieren. Mittlerweile habe ich einen neuen Job."

> „Ich bin nach 6 Wochen wieder zur Arbeit gegangen und ich wurde wirklich sehr gut aufgenommen und unterstützt. Ich konnte jederzeit die Tür zu meinem Büro schließen und weinen, wenn es über mich kam. Ich musste mich so schnell es geht wieder in die Arbeit stürzen. Ich brauchte dringend ein bisschen Normalität, nachdem mein Leben völlig auf den Kopf gestellt war."

Rechtliche Aspekte bzgl. Arbeit und Folgeschwangerschaft: Im Falle einer neuen Schwangerschaft ist zu erwägen, ab wann diese mitgeteilt wird. Eventuell werden bereits in der Frühschwangerschaft Krankschreibungen nötig (auch für „normale" Schwangerschaften nicht unüblich). Somatische oder psychische Komplikationen können im Falle einer Folgeschwangerschaft die Vergabe eines Beschäftigungsverbotes notwendig machen. Ein *generelles* Beschäftigungsverbot wird ausgestellt, wenn nach arbeitsmedizinischen Grundsätzen klar ist, dass die Arbeit potenziell Mutter und Kind schädigt, wie bspw. der Umgang mit bestimmten Chemikalien (die Gründe sind im Mutterschutzgesetz benannt). Ein *individuelles* Beschäftigungsverbot kann erfolgen, wenn auf Seiten der Schwangeren Beschwerden oder Risiken vorliegen, die potenziell das Ungeborene schädigen könnten (u. a. Gefahr einer Frühgeburt, starke schwangerschaftsbedingte Beschwerden wie extreme Rückenschmerzen, Vorliegen einer Mehrlingsschwangerschaft).

Prinzipiell besteht in Deutschland die Möglichkeit, dieses in Ausnahmefällen auch bei gravierenden psychischen Problemen auszusprechen, wenn keine somatische Indikation vorliegt. Auch hier erhält die Arbeitnehmerin weiterhin ihr volles Gehalt und hat damit finanziell keine Nachteile. Je nach Vorgeschichte, psychischer Verfassung und Rahmenbedingungen der aktuellen Stelle kann dies durch den betreuenden Arzt veranlasst werden. Dieser entscheidet auch, ob ein Beschäftigungsverbot oder eine Krankschreibung zur Anwendung kommt (hierbei erhält die Arbeitnehmerin nach 6 Wochen Krankengeld).

Psychische Aspekte bzgl. Arbeit und Folgeschwangerschaft: Wenn die Arbeitsstelle von Inhalt und Belastung her eher eine Entlastung und Ablenkung darstellt, ist es natürlich wünschenswert, wenn die Patientin ihr weiterhin nachgeht. Viele Frauen profitieren davon, in ihrer gewohnten Tagesstruktur zu bleiben, anstatt um die neue Schwangerschaft und ihre Ängste zu kreisen. Trotzdem sollte genug Zeit bleiben, sich dem neuen Kind bewusst zuzuwenden, Selbstfürsorge zu betreiben und in Ruhe die oft zahlreichen Termine im Zusammenhang mit der Folgeschwangerschaft wahrzunehmen, die gegen Ende noch einmal engmaschiger werden. Etwaige Ängste, dass den Frauen zu Hause

„die Decke auf den Kopf fällt", können im Rahmen der Therapie durch einen durchdachten Wochenplan und sinnvolle Aktivitäten in der Regel gut aufgefangen werden. Einen guten Kompromiss kann auch die Modifikation der Beschäftigung darstellen, bei der die Stundenzahl reduziert wird oder besonders belastende Tätigkeiten ausgeschlossen werden, falls dies für den Arbeitgeber in Frage kommt. Im Laufe der Schwangerschaft sollte wiederholt geprüft werden, ob eine Stundenreduktion oder Herausnahme aus dem Arbeitskontext hilfreich und möglich wäre, da die Belastungen sich im Verlauf verändern können. Sie sollten eventuelle Glaubenssätze wie „Ich muss stark sein" auf dem Schirm haben, die die Patientin dazu bringen können, eine Schonung trotz Sinnhaftigkeit per se auszuschließen.

4.6 Stationäre Behandlung und Medikamente

Nach einem Kindsverlust, während einer Folgeschwangerschaft oder nach der Geburt des Folgekindes kann psychisch bedingt eine stationäre Behandlung vonnöten sein. Die Indikationsstellung erfolgt hier, wie üblich, bei besonderer Schwere des Krankheitsbildes, wenn die ambulante Behandlung an ihre Grenzen stößt, oder wenn eine vorübergehende Herausnahme aus dem sozialen Umfeld notwendig scheint. Je nach Indikation kann eine Behandlung in der Psychiatrie oder in einer psychosomatischen Rehabilitationsklinik erforderlich sein.

Teilweise gibt es Mutter-Kind-Angebote mit dem Schwerpunkt auf postpartale Depressionen und Bindungsstörungen. Es gibt zudem sehr wenige spezielle Angebote für Frauen nach Fehlgeburten und Familien nach dem Tod eines (meist schon älteren) Kindes. Angebote für eine Behandlung nach perinatalem Kindstod gibt es Stand 2020 bedauerlicherweise keine. Hier besteht ein deutlicher Bedarf, um betroffene Mütter zu behandeln, die in andere Maßnahmen nicht gut hineinzupassen scheinen. Bundesweit einmalig ist die Schwangerenkur in Bad Saarow, Brandenburg. Sie richtet sich nicht an Schwangere nach Verlust im Speziellem, aber an Frauen mit diagnostizierter Risikoschwangerschaft.

Mutter-Kind-Kuren: Gesondert erwähnt seien hier Mutter- (oder Vater-)Kind-Kuren, die auch präventiv bei psychischer Belastung zur Vermeidung der Entwicklung von Krankheiten in Anspruch genommen werden können. Wenn bereits lebende Kinder in der Familie sind und es für die Frau vorstellbar ist, viel mit anderen (oft schwangeren) Müttern und deren kleinen Kindern in Kontakt zu kommen, kann eine solche Kur in Erwägung gezogen werden. Speziell für Folgeschwangere gibt es wenig Kur-Angebote. Grundsätzlich besteht die Möglichkeit, eine so genannte Mütterkur in Anspruch zu nehmen, in welcher sich Frauen ohne ihre meist schon etwas älteren Kinder erholen und neue Perspektiven entwickeln können. Die Klientin muss hierbei abwägen, ob dieses spezielle Umfeld, in dem für die meisten anderen Frauen die Belastung durch ihre lebenden Kinder im Vordergrund steht, für ihre aktuelle Lage geeignet ist. Prinzipiell steht diese Maßnahme auch Frauen ohne lebenden Kindern zu, wenn die Frauen durch die Schwangerschaft gesundheitliche Probleme haben. Dies ist allerdings häufig den Krankenkassenmitarbeitern nicht bekannt. Die Frau muss sich darauf einstellen, ggf. mehrfach Widerspruch einzulegen, was je nach psychischer Stabilität herausfordernd sein kann.

Mögliche Alternativen: Es kann sich lohnen, mit der Patientin etwas um die Ecke zu denken und nach Alternativen Ausschau zu halten. Wenn ein stationärer Aufenthalt nicht zwingend notwendig ist, kann vielleicht ein kürzerer Aufenthalt in einem Kloster, eine Yoga-Reise, eine längere Wanderung oder etwas ganz Anderes eine heilende Distanzierung fördern.

Medikamentöse Unterstützung: Bei einer ausgeprägten psychischen Symptomatik kann außerdem eine Behandlung mit Psychopharmaka indiziert sein. Gerade bei Kinderplanung, bestehender Schwangerschaft und in der Stillzeit ist eine differenzierte Kosten-Nutzen-Abwägung für den jeweiligen Einzelfall notwendig. Es existieren, obgleich es in diesem Bereich aufgrund ethischer Bedenken wenig klinische Studien gibt, für die Schwangerschaft und Stillzeit geeignete Antidepressiva, Neuroleptika, Phasenprophylaktika und Tranquilizer. Bei einzelnen Präparaten müssen Stoffwechselveränderungen in der Schwangerschaft berücksichtigt werden. Nähere Informationen finden Sie z. B. in Rohde und Schaefer (2015). Eine Nebenwirkung von Medikamenten zum Abstillen ist das Auftreten von Depressionen, weshalb dem natürlichen Abstillen, wenn möglich, Vorzug gegeben werden sollte.

Die Internetseite www.embryotox.de des Pharmakovigilanz- und Beratungszentrums für Embryonaltoxikologie der Charité-Universitätsmedizin Berlin stellt unabhängige Informationen zur Verträglichkeit von mehr als 400 Arzneimitteln in der Schwangerschaft zur Verfügung. Außerdem wird eine schriftliche oder telefonische Risikoberatung angeboten.

4.7 Weitere Unterstützung in der Folgeschwangerschaft

Falls noch nicht vorhanden, sollte die Patientin im Rahmen der Psychotherapie oder Beratung unterstützt werden, rechtzeitig ein (fachliches) Netzwerk für die Folgeschwangerschaft zu knüpfen. Es ist empfehlenswert, dies im Voraus zu tun, damit in der ohnehin turbulenten Zeit nach dem positiven Schwangerschaftstest direkt die passenden Ansprechpartner aufgesucht werden können. Zudem kann es die Zeit des „Übens“ für ein Baby erleichtern, wenn die Frau weiß, wie es danach weiter geht. Der Fokus wird hier auf die Betreuung durch die Gynäkologin und die Hebamme gelegt sowie den Austausch mit Selbsthilfegruppen. Wenn zu diesen Themen beraten wird, sollte man folgende Aspekte beachten und ansprechen.

Die Gynäkologin

Bei der Auswahl der Ärztin sind sowohl fachliche Eignung als auch Empathie wichtige Entscheidungskriterien. Falls die Frau sich bei der Behandlung der ersten Schwangerschaft bzw. des Kindsverlustes mit der Gynäkologin und dem Praxisteam wohl gefühlt hat, wird sie vermutlich dort verbleiben. Gab es jedoch fachliche Zweifel oder fühlte sie sich nicht einfühlsam betreut, wird sie einen Wechsel wünschen. Oft ist dies auch einfach der Fall, wenn sie für einen Neuanfang eine neue Umgebung braucht. Diese Beweggründe sichtbar zu machen und der Patientin bei ihrer Entscheidungsfindung zur Seite zu stehen, kann Teil der psychologischen Beratung sein.

Es ergibt Sinn, sich über die fachliche Kompetenz (Erfahrung mit Risikoschwangerschaften, Zertifizierungen für die Durchführung spezieller Untersuchungen) zu informieren und Empfehlungen einzuholen. Auch Faktoren wie die Erreichbarkeit der Praxis spielen eine Rolle. Erwogen werden sollte, ob eine primäre Betreuung durch die Gynäkologin des Vertrauens vor Ort durchgeführt wird, während für speziellere Untersuchungen, je nach medizinischer Vorgeschichte, Spezialisten aufgesucht werden, für die auch längere Wege in Kauf genommen werden können. Auf jeden Fall ist zu empfehlen, dass die Patientin schon vor der Schwangerschaft einen Termin wahrnimmt, um zu prüfen, ob sie der Ärztin vertrauen kann. Sie kann sich hierbei von ihrem Partner begleiten lassen und die medizinischen Vorbefunde mitbringen.

Zuvor kann eine Liste mit Fragen erstellt werden, die dem Paar wichtig sind: Wie ordnet die Ärztin die Befunde ein? Welches Vorgehen empfiehlt sie für die nächste Schwangerschaft (Häufigkeit der Kontrollen, spezielle Untersuchungen und Behandlungen, Mitbetreuung durch andere Fachärzte)? Kann sie spezielle fachliche Fragen verständlich beantworten? Nimmt sie sich Zeit? Geht sie empathisch auf die besondere Situation des Paares ein?

Letzten Endes sind es natürlich auch Sympathie und ein Bauchgefühl, die für die Entscheidung eine Rolle spielen. Den einen liegt vielleicht ein sehr gefühlsbetonter Umgang, den anderen eher ein sachlich-wissenschaftliches Vorgehen. Die Wahl des Geburtsortes sollte in Absprache mit der Gynäkologin nach medizinischen Gesichtspunkten, aber auch nach persönlicher Präferenz getroffen werden (Welche medizinische Infrastruktur brauche ich auf jeden Fall? Wo fühle ich mich wohl?).

In den Therapie-Materialien finden Sie eine Checkliste für die Arztsuche, die Sie der Patientin aushändigen können.

Seit 2004 ist die Weiterbildung psychosomatische Grundversorgung erfreulicherweise in die Facharztausbildungen Allgemeinmedizin und Gynäkologie und Geburtshilfe integriert, was hoffentlich zu einem vermehrten Verständnis der biopsychosozialen Komplexität gynäkologischer Krankheitsbilder führt. Natürlich ist vor dem Hintergrund begrenzter zeitlicher Ressourcen, der weitgehend medizinischen Ausbildung und ungenügender Vergütung der sprechenden Medizin nicht zu erwarten, dass das ärztliche Team die Belastung einer Folgeschwangerschaft alleine auffangen kann. In diesem Fall sollte die Ärztin deshalb auf die Möglichkeit psychologischer Unterstützung hinweisen, wenn noch keine in Anspruch genommen wurde. Dies kann auch zur Entlastung der Klientin beitragen und das exzessive Wahrnehmen rückversichernder Untersuchungen reduzieren.

Eine interessante Entwicklung vor diesem Hintergrund ist die Gründung einer „Pregnancy after Loss Clinic“ (PALC) in Brisbane, Australien, in der Folgeschwangere bereits ab den ersten Schwangerschaftswochen von einem speziell geschulten multidisziplinären Team betreut werden.

Die Hebamme

Betreuung nach Verlust: Nach einem perinatalen Kindsverlust steht der Mutter ebenso wie nach einer Lebendgeburt Wochenbettbegleitung durch eine Hebamme zu. Diese Hilfe sollte auf jeden Fall in Anspruch genommen werden, um körperlich und auch seelisch unmittelbar nach dem Verlust vertrauensvolle Unterstützung in den eigenen vier Wänden zu erfahren. Neben der Beobachtung der Rückbildungs- und Wundheilungsvorgänge kann sie das eventuell notwendige Abstillen, was Teil des Trauerprozesses sein kann, begleiten und erste unmittelbare seelische Unterstützung bieten, z. B. durch das Nachbesprechen der Geburt oder den Hinweis auf mögliche Ressourcen der Eltern. Es gibt Hebammen, die sich auf solche Fälle spezialisiert haben und teilweise auch Rückbildungskurse für verwaiste Mütter anbieten, was je nach Gestationswoche unbedingt empfehlenswert, aber nicht immer in örtlicher Nähe erreichbar ist. Mittlerweile gibt es als Alternative sogar vereinzelte Online-Angebote. Unter www.hopesangel.com sind einige Angebote nach Postleitzahl sortiert aufgeführt. Außerdem verlinkt die Seite auf einen ortsunabhängigen Live Online-Kurs.

Unterstützung in der Folgeschwangerschaft: Auch in einer Folgeschwangerschaft kann zu einer zusätzlichen Betreuung durch eine Hebamme geraten werden, die eine ganzheitliche Begleitung außerhalb der Öffnungszeiten und im häuslichen Umfeld der Schwangeren anbietet. Es steht hier oftmals erheblich mehr Zeit zur Verfügung als bei der Gynäkologin, und die Person als Ganzes steht mehr im Mittelpunkt. Meist ist es möglich, die Hebamme auch zu Randzeiten telefonisch oder per Textnachricht zu erreichen und eine erste Einschätzung zu Symptomen, die die Frau nicht einordnen kann, zu bekommen. Eventuell können so überflüssige und aufreibende Arztbesuche vermieden oder medizinische Hilfe mit einem besseren Gewissen aufgesucht werden, da bereits eine Fachfrau dazu geraten hat. Die Hebamme bietet Entscheidungshilfen bezüglich der Wahl der Geburtsart und des Geburtsortes. Im Gegensatz zu einer vergleichbar unbelasteten Schwangerschaft kann die Folgeschwangere schon sehr früh von einer einfühlsamen Betreuung profitieren. Deshalb ist die frühe Suche nach einer Hebamme ratsam.

Im späteren Verlauf der Schwangerschaft ist ein Geburtsvorbereitungskurs für Folgeschwangere zu empfehlen (leider ein noch rarer gesätes Angebot). Mit einem „herkömmlichen" Kurs werden sich die meisten Frauen, die einen späten Schwangerschaftsverlust erlitten haben, eher weniger anfreunden können. Sie können gemeinsam mit ihrer Hebamme ihre individuellen Fragen und Anliegen klären.

Eventuell, aber nicht notwendigerweise, arbeitet die Hebamme auch als Beleghebamme, das heißt sie ist freiberuflich tätig und hat mit einigen Kliniken Verträge zur Begleitung von Geburten. Vorteilhaft an diesem Konzept ist, dass das Paar bereits während der Schwangerschaft ein Vertrauensverhältnis zu der Person aufbauen kann, die sie während der Geburt begleitet. Zudem können irritierende Personalwechsel während der Geburt vermieden werden, da sich die Beleghebamme einige Wochen um den geschätzten Geburtstermin herum Tag und Nacht für die gesamte Geburt der Schwangeren, die sie engagiert hat, bereithält und notfalls eine Vertretung zur Verfügung stellt. Bei der Krankenkasse kann erfragt werden, welche Kosten für die Rufbereitschaft übernommen werden.

Eine weitere Möglichkeit, die sich seit den 1970er Jahren in den USA etabliert hat und auch hier mittlerweile häufiger in Anspruch genommen wird, ist die Geburtsbegleitung durch eine Doula. Es handelt sich hierbei um eine Ergänzung der Hebammenbetreuung, nicht um eine Alternative. Die Frauen haben keine medizinische Grundausbildung, sondern sollen vielmehr die Anwesenheit einer weiblichen Vertrauensperson ersetzen, weshalb die Kosten auch nicht von der Krankenkasse übernommen werden. In amerikanischen Studien konnte nachgewiesen werden, dass die kontinuierliche Begleitung durch eine Doula die Komplikationsrate bei Geburten reduzierte (Hodnett et al. 2017). Abgesehen von der Doula kommen neben (oder statt) dem Partner auch andere Geburtsbegleiter wie Mutter, Freundin oder andere Vertrauenspersonen in Frage.

Nach der Geburt des Folgekindes sollte wieder eine Wochenbettbetreuung in Anspruch genommen werden, die bei entsprechender ärztlicher Indikationsstellung auch ausgeweitet werden kann.

Diese Auflistung soll die vielen Möglichkeiten aufzeigen, die es bei der Begleitung von Schwangerschaft, Geburt und Wochenbett gibt. Die Schwangere sollte gut für sich abwägen, welche davon sie in Anspruch nehmen möchte, da viel nicht unbedingt viel hilft. Es ergibt sicherlich Sinn, sich ein breites multiprofessionelles Netz zu knüpfen, ohne sich jedoch zu verzetteln oder zu viele Personen mitmischen zu lassen.

Selbsthilfegruppen

Es gibt wenige Menschen, von denen sich verwaiste Eltern so verstanden fühlen wie von solchen, die das gleiche schmerzhafte Schicksal ereilt hat. In der Regel gibt es ein starkes Bedürfnis, sich mit Gleichgesinnten auszutauschen, wobei Frauen hier meist deutlich offensiver vorgehen. Es gibt regional eine Anzahl spezieller Selbsthilfegruppen, wobei nicht immer jedes Themengebiet zustande kommt. Eltern mit frühen Verlusten werden sich in Gruppen für spätere Verluste oft nicht gut aufgehoben fühlen und umgekehrt. Eventuell kann selbst eine Gruppe initiiert werden, wenn die Eltern genug Kraft finden. Die meisten Gruppen richten sich an Frauen, wenige an Paare, Großeltern und Väter (u. a. Stammtische und gemeinsames Fußballspielen). Neben kleinen Gruppen finden auch immer wieder Gedenkgottesdienste, Lichterwanderungen, Workshops und ähnliches statt, wo es durch die größere Anonymität eventuell leichter fällt, die erste innere Hürde zur Teilnahme zu überwinden. Aus den Frauen-Trauergruppen entwickeln sich häufig Begleitgruppen zur Folgeschwangerschaft, da sich die meisten Paare ein Regenbogenbaby wünschen.

In den Therapie-Materialien finden Sie eine Liste mit Organisationen und deren Internetadressen, die sich der Unterstützung von Sterneneltern widmen und die Sie Ihrer Klientin aushändigen können.

Wer offline nicht fündig wird oder Vorbehalte hat, kann im Internet zahlreiche Foren und Gruppen finden, in denen nahezu jedes Thema ausführlich diskutiert wird. Auch als Behandlerin lohnt es, hier einmal reinzuschauen, um sich besser in die Lebenswelt der Betroffenen hineinzuversetzen.

Der Vorteil der on- und offline-Gruppen besteht im Austausch mit Menschen, die genau das selbe erfahren haben, und die meist großes Verständnis, Offenheit, Geduld und Toleranz mitbringen, so dass sich die Teilnehmer weniger isoliert fühlen. Es können andere beobachtet und befragt werden, die in ihrem Trauerprozess schon weiter fortgeschritten sind. Das kann sehr wertvoll sein, da es kurz nach dem Verlust so scheint, als würde das Leben nie wieder lebenswert werden.

Erfolgreiche Folgeschwangerschaften können den Patientinnen Mut machen, aber auch Druck ausüben. Der unterschiedliche Umgang damit (Zeitpunkt, Untersuchungen, Geburtsmodus) kann Unsicherheiten auslösen, ebenso, wie sich bei eigenen nicht erfolgreichen Konzeptionsversuchen Neid einstellen kann. Gerade im Internet findet man eine Vielzahl von (oft nur vermuteten) Todesursachen, die geeignet sind, die Leserinnen verrückt zu machen, oder wie eine verwaiste Mutter schrieb: der „1000 Gründe, wie ein Baby sterben kann"-Club. Es werden mögliche Gefahren und Schwierigkeiten beschrieben, die ohne den Kontext nicht eingeordnet werden können. Beispielsweise kann eine schwer depressive Mutter mit Folgekind schon vor dem Verlust große psychische Schwierigkeiten gehabt haben. Für die Leserin kann es Ängste schüren, nach der Geburt des Folgekindes ebenfalls psychische Probleme zu bekommen. Es sollte also gut erwogen werden, inwiefern, in welchem Umfang und mit welchem Mindset Online-Angebote genutzt werden, da die Gefahr besteht, sich hier stundenlang von einer Katastrophe zur nächsten zu klicken.

Heimmonitoring

Während der Schwangerschaft können Eltern einen *Fetal-Doppler* für zu Hause nutzen, der den Herzschlag des Ungeborenen aufzeichnet. Dieser kann auch schon früh in der Schwangerschaft eingesetzt werden, wenn die Kindsbewegungen noch sehr unregelmäßig sind. Jedes Paar muss für sich entscheiden, ob ein solcher Einsatz sie eher beruhigt oder eher verängstigt. Der Herzschlag ist zu Beginn (übrigens auch für Fachleute) nicht immer leicht zu finden, was in Stress für die werdenden Eltern ausarten kann. Zudem besteht die Gefahr, dass aus Versehen das Pulsieren der Nabelschnur abgeleitet wird, die keine Aussagekraft über die Gesundheit des Fötus hat.

Ein weiterer oft diskutierter Punkt ist das Beobachten der Kindsbewegungen, das so genannte *Kick Counting*, das vor allem in den USA, einem Land mit einer hohen Rate stiller Geburten, von den offiziellen Gesundheitsbehörden im dritten Trimester empfohlen wird. In Iowa, wo das Programm gestartet wurde, konnte die Rate stiller Geburten in den letzten zehn Jahren um über 30% gesenkt werden. Eine reduzierte Anzahl an Bewegungen ist oft das erste Zeichen, dass das Baby im Bauch Stress hat. Es wird empfohlen, nach einem vorgegeben Muster zu zählen, aber vor allem nach Veränderungen von den Bewegungsmustern Ausschau zu halten, die der Mutter bekannt sind (hierzu gibt es auch eine Vielzahl an Apps). Bei Unsicherheiten soll nicht gezögert und ärztliche Hilfe in Anspruch genommen werden. Außerdem wird mit dem Vorurteil aufgeräumt, dass gegen Ende der Schwangerschaft die Kindsbewegungen angeblich nachlassen, welches gerade Erstgebärende vor einer späten stillen Geburt schon häufig in falscher Sicherheit gewiegt hat. Vielmehr verändert sich eventuell die Qualität der Bewegungen insofern, dass z.B. die Tritte weniger werden, und das Baby sich dafür mehr herumrollt. Es ist wichtig, dass Schwangere ihrem Instinkt vertrauen und ungewöhnlichen Veränderungen nachgehen. Jedoch ist auch diese Strategie geeignet, große Ängste in Müttern auszulösen, die bereits einen Verlust erlitten haben und diesen vielleicht auch initial durch eine Veränderung der kindlichen Bewegungen wahrgenommen haben.

Bei Babys, die aus unterschiedlichen Gründen als Risikokinder klassifiziert werden, wird nach der Geburt meist ein professionelles *Heimmonitoring-Gerät* ärztlich verordnet, mit dem Atmung, Puls und Sauerstoffsättigung überwacht werden. Aber auch viele Eltern von Folgekindern nach frühem Kindsverlust, die nicht als Risikokind eingestuft werden, greifen auf kommerzielle Atemüberwachungsgeräte zurück, die meist unter der Matratze des Kindes angebracht werden und bei fehlender (Atem-)Bewegung einen Alarm auslösen. Alternative Produkte werden direkt am Kind angebracht. Eltern berichten, dass sie Atemprobleme ihres Kindes dadurch frühzeitig feststellen konnten, jedoch gibt es keine belastbaren Daten für die Effektivität der Geräte. Dafür kommt es immer wieder zu erschreckenden Fehlalarmen. Trotzdem beschreiben viele Mütter, dass sie ihnen in den ersten Monaten nach der Geburt überhaupt erst ermöglichten, einigermaßen zu schlafen.

Bei all diesen Maßnahmen sollten mit der Patientin deren persönliche Kosten und Nutzen gut abgewogen werden. Nichts garantiert hundertprozentige Sicherheit. Die Stärkung ihres Vertrauens in ihre oft von Ängsten überlagerte Intuition ist ein Schlüsselfaktor.

4.8 Ablauf der Folgeschwangerschaft

Kommunikation mit dem medizinischen Personal

Es ist nicht unwahrscheinlich, dass Ihre Patientin Unterstützung dabei benötigt, ihre veränderten Bedürfnisse gegenüber ihrer Ärztin angemessen zu äußern. Während sie sich in der vorangegangenen Schwangerschaft vielleicht alle vier Wochen in einer kurzen Untersuchung ein OK abgeholt hat, stellt sie nun vieles in Frage: „Sind nicht mehr Untersuchungen nötig?“, „Was bedeutet dieses Symptom?“, „Was bedeutet dieser Wert?“, „Ich habe gelesen, dass …“, „Eine Bekannte, der etwas Ähnliches passiert ist, bekommt auch noch diese Untersuchung …“, „Würden Sie mir zu einem Kaiserschnitt raten?“. Ihre Ängstlichkeit und ihr hohes Informationsbedürfnis werden vielleicht als anspruchsvoll, fordernd, schwierig oder hysterisch erlebt. Eventuell hält sie sich deshalb auch besonders zurück oder verfällt aufgrund des Stresses in der asymmetrischen Untersuchungssituation in eine Art Schockstarre.

Das Experten-Laien-Gefälle in der medizinischen Kommunikation kann gemeinsam mit der erhöhten Anspannung sowohl eine wirkungsvolle Bedürfnisäußerung, als auch die Aufnahme und das Behalten von Informationen behindern. Gestationsdiabetes, Präeklampsie, Tests auf Toxoplasmose, Zytomegalie, Streptokokken, zu viel oder zu wenig Fruchtwasser, ein Kind, das zwischenzeitlich nicht auf seiner Wachstumskurve liegt, Nachteile verschiedener Entbindungsmodi … die Liste möglicher Risiken und Untersuchungen ist lang, komplex und die Wahrnehmung, was davon nötig ist oder was es bedeutet, auch innerhalb der medizinischen Gemeinschaft überraschend uneinheitlich. Zusätzlich werden durch vermehrte Untersuchungen auch vermehrt Auffälligkeiten entdeckt, die häufig keine Bewandtnis haben und eine Interventionskaskade nach sich ziehen können.

Tender Loving Care **heißt das aus den Vereinigten Staaten stammende Konzept, das ursprünglich für Frauen mit wiederholten Fehlgeburten entwickelt wurde. Es soll die Ängste der Schwangeren besser erträglich machen, indem eine besonders warmherzige und fürsorgliche Betreuung durchgeführt wird. Die Forscher Stray-Pedersen und Stray-Pedersen (1984) fanden heraus, dass die Rate der Fehlgeburten sank, wenn die Frauen verstärkte, unterstützende Zuwendung durch den Arzt erhielten. Das Konzept besagt, dass die Patientin so oft in die Praxis kommen oder anrufen darf, wie sie es für nötig hält. Und zwar, ohne dass die Arzthelferin die Augen verdreht oder die Ärztin ihr das Gefühl vermittelt, dass dies unnötig ist. Die Art des Umgangs sollte insgesamt fürsorglich und verständnisvoll sein (eigentlich sollte dies im Umgang mit allen Patientinnen selbstverständlich sein). Außerdem werden vermehrt Ultraschalluntersuchungen angeboten, wenn die Schwangere dies wünscht.**

Sie sollten in der Therapie Ihrer Patientin klar machen, dass ein solches Vorgehen evidenzbasiert ist, und dass es durchaus Praxen gibt, die dieses Konzept (entweder bewusst oder einfach aus dem Gefühl heraus) so umsetzen. Sollte die Frau sich bei ihren aktuellen Behandlern unverstanden und unwohl fühlen, und um häufigere Untersuchungen als nach dem Standard vorgesehen geradezu betteln müssen, sollte dringend ein Wechsel erwogen werden.

Eingebettet in ein solches Konzept verstärkter Fürsorge sollte es der Schwangeren leichter fallen, sich zu beruhigen und für sich und ihr Baby einzutreten. Natürlich kann es sein, dass sie, insbesondere durch den erfolgten Verlust, auf wenig funktionale Kommunikationsstrategien zurückfällt (z.B. zu fordernd oder zu folgsam ist). Hier kann auf bewährte psychotherapeutische Verfahren, z.B. aus dem sozialen Kompetenztraining (Hinsch / Pfingsten 2007) zurückgegriffen werden, die einen selbstsicheren Kommunikationsstil einüben. Beispielsweise kann mithilfe eines Diskriminationstrainings geübt werden, selbstsichere von unsicheren und aggressiven Verhaltensweisen zu unterscheiden. Danach werden mit Hilfe von Rollenspielen mit Videofeedback selbstsichere Verhaltensweisen trainiert. So können Probleme, Unsicherheiten und Wünsche an die Behandlung angemessen geäußert werden. Möglicherweise sind zur Umsetzung des Geübten weitere Strategien zur Anspannungsregulation nötig. Es ist zudem empfehlenswert, sich gerade zu schwierigen Terminen von Partner, Freundin oder einer anderen Vertrauensperson begleiten zu lassen, und sich von dieser nach Vorbereitung in der Gesprächsführung unterstützen zu lassen. Mitgebrachte Notizen können helfen, wirklich alle Fragezeichen zu beseitigen und mit einem guten Gefühl aus dem Behandlungszimmer zu gehen.

Use your BRAIN!

Das in Hebammenkreisen gerne genutzte Acronym BRAIN bietet ein strukturiertes Vorgehen beim Einholen von Informationen an. Es kann helfen, in der Kommunikation mit medizinischem Personal eine informierte Entscheidung für oder gegen bestimmte Maßnahmen (z. B. in der Pränataldiagnostik oder bzgl. Interventionen unter der Geburt) zu treffen:

Benefits: „Was sind die Vorteile, wenn wir diese Untersuchung machen?"
Risiken: „Was sind die Risiken, wenn wir diese Untersuchung machen?"
Alternativen: „Gibt es noch andere Möglichkeiten?"
Intuition: „Was sagt mir mein Bauchgefühl? Unterstützt die medizinische Fachperson mich wertungsfrei in meiner Entscheidung?"
Nichts tun: „Was passiert, wenn wir jetzt (noch) nichts unternehmen?"

Wenn es zu großen Umsetzungsschwierigkeiten der in der Therapie erarbeiteten kommunikativen Strategien kommt, lohnt es sich, nach dysfunktionalen Kognitionen und Grundannahmen Ausschau zu halten (z. B. „Ich muss eine gute Patientin sein", „Wenn ich meine Wünsche äußere, werde ich abgelehnt") und diese aufzugreifen.

Nicht zuletzt sei noch gesagt, dass vermutlich keine Ärztin alle Wünsche und Vorstellungen einer Schwangeren mit Verlusterfahrung in Gänze erfüllen kann (und eventuell auch nicht erfüllen sollte), sodass es auch bei sehr guter ärztlicher Begleitung darum geht, kleine Unsicherheiten oder Unzufriedenheiten auszuhalten.

Umgang mit Komplikationen

Im Verlauf einer Folgeschwangerschaft kann es, häufiger als in einer „normalen" Schwangerschaft zu Komplikationen kommen. Zusätzlich werden durch häufigere Untersuchungen auch eher falsch positive Ergebnisse „entdeckt", die wiederum weitere Untersuchungen nach sich ziehen, was zu einem für die Paare zermürbenden Warten und langen Aufenthaltszeiten bei Ärzten führen kann. Es gibt Fälle, in denen die Schwangere wochenlang liegen muss, um eine Frühgeburt zu vermeiden. Solche Krankenhausaufenthalte stellen das ganze Familiensystem auf eine harte Probe. Im allerschlimmsten Fall kommt es zu einem erneuten Verlust.

Das therapeutische Vorgehen bei Komplikationen unterscheidet sich nicht wesentlich von den bisher vorgestellten Strategien, sollte aber intensiviert werden. Da im Falle längerer Krankenhausaufenthalte keine vor Ort-Termine in der Praxis mehr wahrgenommen werden, wäre es sinnvoll, höherfrequente Online-Sitzungen abzuhalten, da gerade jetzt eine engmaschige Unterstützung besonders wichtig ist. Bei längeren Krankenhausaufenthalten und falls es bereits lebende Kinder gibt, sollte deren Versorgung zu Hause gesichert sein. Hier kann zur Unterstützung bei der Organisation ein sozialpsychiatrischer Dienst ins Boot geholt werden. Die Krankenkassen finanzieren in solchen Fällen eine Haushaltshilfe.

Wichtig sind die Priorisierung der Selbstfürsorge und Ablenkungsstrategien, die auch im Liegen durchgeführt werden können: Fernsehen, Lesen, (Handy-) Spiele, Hörbücher, Musik, Podcasts, Telefonieren, Besuche, Handarbeiten, Malen, Online-Kurse, Austausch in Online-Gruppen für Schwangere mit Verlusterfahrung, online Einkäufe tätigen, Renovierungen oder ähnliches planen. Flow-Erlebnisse ermöglichen es der Patientin, die Zeit ein Stück weit zu vergessen und ganz in einer Tätigkeit aufzugehen. Vielleicht hat sie etwas oder sie findet etwas, worin sie sich phasenweise versenken kann. Außerdem ist es empfehlenswert, regelmäßig Entspannungsübungen oder Traumreisen („Ich begrüße mein gesundes Baby") durchzuführen oder zu meditieren. Vielleicht möchte die Schwangere sich auf die Ankunft des Babys vorbereiten. So schöpfte die Autorin Heike Wolter (2010) des Ratgebers „Meine Folgeschwangerschaft" Kraft daraus, detailliert die Taufe ihres Sohnes zu planen.

Auf einer kognitiven Ebene ist es sehr wichtig, den Automatismus „Wenn etwas schief geht, dann stirbt mein Kind" aufzudecken, der in den meisten verwaisten Müttern tief verankert ist und Gegenbeispiele zu finden. Komplikationen sind nicht gleichbedeutend mit dem Tod des Kindes.

Planung der Geburt

Wenige Meilensteine in einer Folgeschwangerschaft sind so bedrohlich und gleichzeitig Erleichterung versprechend wie die bevorstehende Entbindung. Eventuell konnte die Schwangere schon positive Erfahrungen bei der Geburt vorheriger Kinder machen, aus denen sie zumindest ein Stück Vertrauen in ihren Körper gewinnen konnte. Andere Frauen wiederum können auf gar kein Geburtserlebnis zurückblicken oder haben womöglich eine traumatische Entbindung erlebt.

In den Therapie-Materialien finden Sie Leitfragen zur Planung der Geburt, die Sie mit der Schwangeren durchsprechen oder ihr aushändigen können.

Wahl des Geburtsmodus: Aufgrund der Vorgeschichte wird die Entbindung meist im Krankenhaus erfolgen. Für einige ist von Anfang an klar, dass auch ohne medizinische Indikation nur ein früher geplanter Kaiserschnitt in Frage kommt, um einen klar definierten Endpunkt bei guter Planbarkeit zu haben. Die meisten Frauen und auch Ärzte versuchen zu vermeiden, dass die Schwangerschaftswoche des Verlustes überschritten werden muss, insofern diese ausreichend spät war. Im deutschsprachigen Raum reicht in der Regel eine starke psychische Belastung auf Seiten der Mutter aus, um dies zu rechtfertigen, auch wenn sich das Vorgehen verschiedener Krankenhäuser unterscheiden mag. Die Risiken einer früheren Geburt müssen mit potenziellen Folgen der psychischen Belastung abgewogen werden. Viele Frauen haben Schuldgefühle und Entscheidungsschwierigkeiten, da in vielen Fällen niemand vorhersehen kann, welches Vorgehen das sinnvollere ist und wie reif und fit das Baby bei der Geburt schon sein wird. Komplikationen wie Atemschwierigkeiten und Aufenthalte in der Neonatologie würden natürlich die Belastung aller Beteiligten enorm erhöhen und die Bindung zum Kind erschweren. Nicht wenige Frauen werden eine spontane Geburt bevorzugen, die sie häufig früher medikamentös einleiten lassen.

Die Entscheidung über den Geburtsmodus sollte gut und in der Regel mehrfach mit den behandelnden Ärzten vorbesprochen werden. Die Umstände des Verlustes, Vorerkrankungen, Komplikationen und das psychische Befinden der Schwangeren sollten dabei miteinbezogen werden. Da die Meinungen hier sehr stark variieren können, ist es nützlich, die Entscheidung im Rahmen der Psychotherapie zu thematisieren. Hierzu kann das Tetralemma genutzt werden, eine Aufstellungsmethode zur Entscheidungsfindung (Varga von Kibéd / Sparrer 2018). Das Tetralemma lässt nicht nur Optionen für zwei unvereinbare Alternativen zu (Sectio oder Spontangeburt), sondern auch Mischformen.

Sie finden das Tetralemma in den Therapie-Materialien zur gemeinsamen Erarbeitung mit der Klientin.

Mit der Klientin kann zudem thematisiert werden, dass keine frühzeitige Entscheidung getroffen werden muss, sondern Woche für Woche die medizinischen Daten und die psychische Befindlichkeit betrachtet werden können. Therapeutisch kann die Entscheidungsfindung unterstützt werden, indem Fantasiereisen bzw. Übungen angeleitet werden (Wie stellen Sie sich die Geburt vor? Was fühlt sich für Sie gut an?).

Bei der Entscheidungsfindung sowie dem Aufbau von Vertrauen in das Gelingen der Geburt kann die Übung Imagination der Geburt helfen, die in den Therapie-Materialien abgebildet ist, und die Sie individuell mit der Klientin zusammen erarbeiten können.

Planung der Geburt: Trotz des notwendigen Sich-Einlassens und Vertrauens, das so wichtig ist, ist es empfehlenswert, die Klientin rechtzeitig dazu anzuleiten, die Geburt sehr gut vorzubereiten. Dies schriftlich im Rahmen eines so genannten Geburtsplanes zu tun, kann dem ständigen Gedankenkreisen über verschiedene Möglichkeiten und Entscheidungen etwas Einhalt gebieten und kann als Vorlage zur Besprechung mit dem Geburtsteam genutzt werden.

In den Therapie-Materialien finden Sie Leitfragen zur Planung der Geburt, die Sie der Klientin mitgeben können. Das Erstellen dient auch der gedanklichen Auseinandersetzung und Exposition.

Der Plan kann schon früher im Verlauf der Schwangerschaft angelegt werden, um Gedanken und Ideen zu sammeln. Wichtig ist, dass er flexibel hinsichtlich möglicher Änderungen bleibt, die die Frau im Laufe der Zeit erlebt. Thematisieren Sie, dass unter der Geburt (wie bei jeder Schwangeren) jederzeit Umstände auftreten können, die einen raschen Strategiewechsel nötig machen, um die Unversehrtheit von Mutter und Kind zu gewährleisten, dass die Klientin aber Möglichkeiten hat, den Ablauf positiv und in ihrem Sinne zu beeinflussen, indem sie sich gut vorbereitet. So kann sie verschiedene Krankenhäuser aufsuchen, um an Informationsabenden und Kreißsaalführungen teilzunehmen, wenn noch keine Entscheidung über den Geburtsort getroffen wurde. Ebenso, wenn dieser schon feststeht, kann es mützlich sein, sich (ggf. auch mehrfach) mit der Infrastruktur und den Bedingungen vor Ort und dem Fahrtweg vertraut zu machen und sich mit der „Krankenhausatmosphäre" zu konfrontieren, bis eine gewisse Habituation eintritt. Dies kann in der Therapie vorbereitet werden (Was braucht die Klientin, um diesen Schritt gehen zu können? Kann sie sich kleinere Teilziele in Form eines gestuften Vorgehens setzen?).

Zu Hause ist es hilfreich, wenn sie sich bereits einige Monate vor der Geburt wieder dosiert dem Thema nähert, z. B. über positive Geburtsgeschichten, Videos und Podcasts. Darüber und über Gespräche mit ihrer Gynäkologin oder der Klinikärztin kann die Frau abwägen, welche Aspekte ihr wichtig und im Kliniksetting möglich sind (z. B. kann es entlastend sein, die Arme bei einem geplanten Kaiserschnitt mit Spinalanästhesie nicht festgebunden zu bekommen). Vorgehensweisen und Leitlinien der Klinik sollten erfragt werden, sodass die Partner sich im Vorfeld auf verschiedene Szenarien einstellen können. Sehr wichtig ist, dass die Vorgeschichte allen Helfern bekannt ist und in der Geburtssituation nicht groß nachgefragt werden muss. Idealerweise ist möglichst wenig Personalwechsel wünschenswert, wenn auch oft nicht möglich. Dem kann durch eine Beleghebamme ein Stück weit begegnet werden. Eventuell kann vereinbart werden, dass dem Paar während der Geburt das Vorgehen transparent erklärt wird. Andere Paare werden sich eher auf sich und die Geburt konzentrieren wollen.

Das Packen der Kliniktasche kann im Rahmen einer therapeutischen Hausaufgabe angegangen werden. Die Schwangere kann hier überlegen, was ihr kurz vor, während und nach der Geburt Erleichterung verschaffen könnte. Dazu gibt es viele Anregungen in Büchern und im Internet, wie Musik, eigene Hausschuhe und bestimmtes Essen. Selbst zusammengestellte Düfte, die schon zu Hause eine entspannte Atmosphäre schaffen konnten, können diese ein wenig in den Kreißsaal übertragen, da wir sehr stark über unseren Geruchssinn gesteuert sind. Regen Sie ggf. an, dass im Vorfeld Unterstützung organisiert wird und Hilfe, z.B. bei der Betreuung älterer Kinder, angenommen wird. Manche Paare bitten Freunde oder Familie darum, kurz nach der Geburt das Kinderzimmer aufzubauen, wenn sie sich das vor der Geburt nicht zugetraut haben. Die Buchung eines Familienzimmers, um die Unterstützung des Partners dauerhaft zur Verfügung zu haben, ist eine weitere Option.

Nach der Geburt: Für die Postpartalzeit sollte eine Hebamme bereit stehen und es können psychotherapeutische Nachsorgetermine wahrgenommen werden. Im Wochenbett sollte nicht unterschätzt werden, wie viel Ruhe und Erholung die junge Familie gerade in ihrer Situation benötigt. Der Partner sollte den Besuch von Freunden und Familie so gestalten, dass ein entspanntes Kennenlernen mit dem Baby möglich ist. Idealerweise kann er die frischgebackene Mutter über einen längeren Zeitraum zu Hause unterstützen.

Durch vorausschauende Planung kann den Eltern etwas Angst genommen werden. Außerdem erhalten sie eine gewisse Handlungsfähigkeit zurück, die ihre Selbstwirksamkeitserwartung stärken kann. Gute Rahmenbedingungen erhöhen die Wahrscheinlichkeit einer Geburt ohne größere Komplikationen und eines entspannteren Wochenbettes, was wiederum die Bindung zum Baby und das psychische Befinden des Familiensystems stärkt. Letzten Endes bleibt die Geburt aber eines der letzten großen Abenteuer unserer Zeit und ist nur begrenzt kontrollierbar und vorhersehbar. Dies in Demut zu erkennen und geschehen zu lassen, ist die wirklich große, und vielleicht nahezu unmögliche Aufgabe in einer Folgeschwangerschaft.

5 Abschließende Gedanken

Die Möglichkeit unseres eigenen Todes sowie von nahen Angehörigen blenden wir in unserer westlichen Gesellschaft meist aus. Die Illusion der Unverletzlichkeit wird oft nur aufgehoben, wenn wir selbst oder uns nahestehende Personen von Tod oder schwerer Krankheit betroffen sind. In der Therapie muss die Therapeutin einerseits empathisch mitschwingen und andererseits genügend hilfreiche Distanz aufbauen, und das bei einem schwierigen Thema wie dem frühen Kindsverlust. Empathie ist notwendig, um in authentischen Kontakt mit der Patientin treten zu können, Distanz ist notwendig, um selbst gesund bleiben zu können. Die Erreichung dieser Balance erfordert eine wiederholte Auseinandersetzung mit dem Thema Endlichkeit im Allgemeinen und dem Entwickeln einer eigenen Haltung hierzu. Dies kann durch eine Reflexion und Einordnung biografischer Ereignisse, (religiöser) Weltanschauungen und die Auseinandersetzung mit entsprechender Literatur geschehen. Die existenzielle Psychotherapie bietet wertvolle Anregungen; exemplarisch sollen hier Yalom (2010) mit „Existenzielle Psychotherapie“ und Yalom (2009) mit seinem Buch „In die Sonne schauen“ genannt werden, wobei letzteres sich explizit mit der Angst vor dem Tod bzw. dem Sterben befasst und viele Patientenbeispiele nennt. Diese Suchbewegung kann außerdem den positiven „Nebeneffekt“ haben, dass auch wir als Fachpersonen mit mehr Bewusstheit authentisch unsere Werte im Jetzt leben.

Brüderl et al. (2015) beschreiben diverse Übungen, die in der therapeutischen Selbsterfahrung zum Thema Sterben und Tod durchgeführt werden können. Das Imaginieren der eigenen Beerdigung ermöglicht, die Distanz zu diesem Ereignis zu reduzieren. In der Folge ergeben sich oft Änderungen in der Wichtigkeit der bisherigen Lebensziele. Es wird deutlich, dass in der Konfrontation mit unserer Endlichkeit, die uns alle eint, die Möglichkeit von Wachstum und positiver Veränderung liegt. Bei der Übung „Spuren hinterlassen“ zeigt sich, dass jeder Mensch durch seine Beziehungen, Eigenschaften und Taten Veränderungen in seiner direkten Umwelt erzeugt, die von Mensch zu Mensch weitergetragen werden. Dies kann eine beruhigende Sinnhaftigkeit erzeugen.

In den Therapie-Materialien finden Sie Fragen zur therapeutischen Selbstreflexion, also eine Reihe von selbstreflektierenden Fragen zu den Themenbereichen Sterben, Tod und zu Ihrer eigenen Kinderplanung.

Durch gezielte Fragen zur Biografie wird die Reflexion eigener bisheriger Erfahrungen gefördert. Was waren meine ersten Erfahrungen als Kind mit Tod und Trauer und wie waren die Reaktionen der (erwachsenen) Umwelt? Welche Erfahrungen mit dem Tod waren sehr prägend für mich? Welche Rituale habe ich als hilfreich erlebt? An welchem Punkt stehe ich in meiner Kinderplanung? Inwieweit möchte ich bei meinen Patientinnen bezüglich dieser Themen in die Selbstoffenbarung gehen?

Nicht zuletzt sollte betont werden, dass es als Therapeutin wichtig ist, achtsam mit den eigenen Grenzen umzugehen (z. B. kann es sinnvoll sein, Klienten weiter zu verweisen, wenn aktuell ein unerfüllter Kinderwunsch oder eine Schwangerschaft besteht). Kurz erwähnt werden sollen in diesem Zusammenhang die Begriffe der sekundären Traumatisierung und das Konzept Compassion Fatigue. Jede Therapeutin ist selbst dafür verantwortlich, dafür zu sorgen, dass neben der Versorgung der Patienten die eigene psychische Gesundheit und Arbeitsfähigkeit erhalten bleibt. Zu diesem Zweck sollte, insbesondere mit als persönlich belastend erlebten Themen, die eigene Selbstfürsorge priorisiert werden. Sollten wenig verarbeitete Themen immer wieder an die Oberfläche treten oder sollte Ihnen auffallen, dass Sie bestimmte Dinge in Ihrer Arbeit vermeiden, kann es sinnvoll sein, sich mit Kolleginnen auszutauschen und ein paar Stunden Selbsterfahrung oder auch Psychotherapie in Anspruch zu nehmen. Auch mehr oder weniger direkte Rückmeldungen von Patientinnen, dass sie sich nicht verstanden fühlen, können ein Hinweis in diese Richtung sein, wobei wir natürlich alle unsere blinden Flecken haben und ein solcher Bearbeitungsbedarf gegebenenfalls schwer aufzuspüren ist.

Insgesamt wurde jedoch hoffentlich mit der Lektüre dieses Buches für Sie spürbar, dass in den Themen Kindsverlust und Folgeschwangerschaft nicht nur Verzweiflung und Traurigkeit, sondern auch Hoffnung, tiefe Liebe und geistiges Wachstum liegen. Kurzum, das Leben in seiner anrührendsten Tiefe.

Materialien für Therapie und Beratung

Passwort für Online-Material
Das Passwort zum Öffnen des Zusatzmaterials lautet:
FoLGe?_schwanger;

Bitte geben Sie das Passwort nicht weiter!

Übersicht

Materialien zum gemeinsamen Erarbeiten mit der Patientin:

- Skillsliste bei Ängsten und Anspannung
- Trauerskala
- Imaginationsübungen
  - Imagination zur Kontaktaufnahme mit dem verstorbenen und dem ungeborenen Kind
  - Imagination der Geburt
  - Emotional Relief Exercise (ERE)
- Körperorientierte Therapieansätze
  - Die tiefe Bauchatmung
  - Der gute Stand
- Tetralemma als Hilfe zur Entscheidung über den Geburtsmodus

Materialien für die Patientin:

- Sag nicht, sag lieber: Tipps für Angehörige und Freunde im Umgang mit Sterneneltern
- 10 Affirmationen für die Folgeschwangerschaft
- Checkliste für die Arztsuche
- Leitfragen zur Planung der Geburt
- Internetadressen
- Literaturliste für früh verwaiste Eltern

Materialien für die Therapeutin:

- Fragen zur therapeutischen Selbstreflexion

Materialien zum gemeinsamen Erarbeiten mit der Patientin

Trauerskala

nach Cacciatore (2017)

Wie hoch ist die Intensität meiner Trauer?

1 2 3 4 5 6 7 8 9 10

Wie gut kann ich mit meiner Trauer umgehen (Coping)?

1 2 3 4 5 6 7 8 9 10

Imaginationsübung zur Kontaktaufnahme zum verstorbenen und zum ungeborenen Kind

Diese Imaginationsübung ist lose angelehnt an Kachler (2019), der sich mit Trauerbegleitung auseinandersetzt. Die Ideen von Kachler (2019) wurden hier für Verlust und Folgeschwangerschaft adaptiert.

Die Patientin kann die folgende Übung vor oder während der Folgeschwangerschaft durchführen. Die Übung dient der frühzeitigen Kontaktaufnahme mit dem ungeborenen und ggf. auch mit dem verstorbenen Kind. Die einzelnen Schritte können je nach Erfahrungshintergrund der Therapeutin angewendet werden und sollten der Patientin genügend Raum bieten, eigene Bilder zu entwickeln. Diese können im Verlauf der Übung von der Therapeutin aufgegriffen werden. Auch Gefühle und deren Sitz im Körper sollten immer wieder abgefragt werden.

1. Erzeugen eines entspannten Zustandes, z. B. durch Atemübungen, Bodyscan oder Autogenes Training.
2. Imagination eines inneren sicheren Ortes. Hier kann die Patientin auf das verlorene Baby treffen.
3. Am inneren sicheren Ort befindet sich eine Treppe, deren 10 Stufen die Patientin langsam hinabschreitet.
4. Die Patientin findet sich nun tief in ihrem eigenen Körper, in ihrer Gebärmutter, wieder. Imagination von rötlichem Licht, Fruchtwasser, Rauschen etc. Sie kann ihr Baby beobachten und, wenn sie möchte, vorsichtig Kontakt aufnehmen.
5. Wenn die Patientin so weit ist, steigt sie wieder aus ihrem Körper heraus und langsam die 10-stufige Treppe hinauf zu ihrem inneren sicheren Ort.
6. Allmähliche Reorientierung im Hier und Jetzt: innerlich im Therapieraum ankommen, langsam Gliedmaßen bewegen, recken und strecken.
7. Erfahrungen der Patientin besprechen.

Imagination der Geburt

Schon einige Monate vor dem errechneten Geburtstermin kann die Patientin unter Anleitung mit allen Sinnen ihre Wunschgeburt imaginieren. Hierbei kann es zu starken Emotionen wie Trauer, Erleichterung und Hoffnung kommen, aber auch Ängste können sich ihren Weg bahnen, weshalb Sie während der Übung mit ihr dazu in Kontakt bleiben sollten. Die Übung hat potenziell zunächst den Charakter einer in sensu Konfrontation, wenn das vergangene Geburtserlebnis sehr aversiv war. Sollten die Ängste noch zu stark sein oder die Schwangere immer wieder in ihr vergangenes Geburtserleben abdriften, sollte eine Traumakonfrontation, ggf. mit Bildschirmtechnik, vorgeschaltet werden. Die Übung sollte mehrmals wiederholt werden, bis die dabei entstehenden unangenehmen Gefühle auf ein erträgliches Maß reduziert worden sind und positive Bilder verankert werden können. Es können durchaus unterschiedliche Szenarien durchgespielt werden, um eine Flexibilität bezüglich des Geburtsgeschehens zu fördern und die Patientin erspüren zu lassen, welche Umstände sie für ein sicheres Gefühl bei der Geburt benötigt.

1. Erzeugen eines entspannten Zustandes, z.B. durch Atemübungen, Bodyscans oder Autogenes Training
2. Imaginieren des Weges zum Geburtsort
3. Imaginieren der Wunschgeburt
4. Imaginieren des Kennenlernen des Babys nach der Geburt mit allen Sinnen
5. Allmähliche Reorientierung im Hier und Jetzt: innerlich im Therapieraum ankommen, langsam Gliedmaßen bewegen, recken und strecken
6. Erfahrungen der Patientin besprechen

Emotional Relief Exercise (ERE)

Kristin Graf von „Die friedliche Geburt“ (www.die-friedliche-geburt.de) hat eine hypnotherapeutische Übung zum Umgang mit als überwältigend erlebten Gefühlen entwickelt. Gefühle wie z. B. Angst, Trauer und Wut können auf einer Ebene jenseits des Kognitiven erspürt und umgewandelt werden. Die Emotional Relief Exercise (ERE) hat sich vor allem in der Bearbeitung traumatischer Geburtserlebnisse als sehr wirksam erwiesen.

Wichtig ist, der Klientin Raum zu geben, um ihre eigenen Gefühle und Sinneswahrnehmungen zu entwickeln und in der Folge ihren Wortlaut hierfür zu benutzen. Falls die Klientin Schwierigkeiten dabei haben sollte, können verschiedene Möglichkeiten in den Raum gestellt werden. Im Text sind einige Beispiele für Gefühle, Bilder und Sinneswahrnehmungen genannt, die möglicherweise auftreten können.

Es empfiehlt sich in der Arbeit mit dem Unterbewussten, die Klientin zu duzen, wenn das in Ordnung für diese ist.

Schließe deine Augen und atme einmal tief in deinen Bauch. *(Therapeutin atmet hörbar mit ein und aus).* Komme an im Hier und Jetzt, und fühle in deinen Körper hinein.

Vielleicht spürst du in deinem Körper irgendwo Angst, Wut, Trauer, Neid oder ein anderes belastendes Gefühl.

Es ist hier ganz egal, ob sich dieses Gefühl auf etwas Konkretes bezieht, oder ob es eher diffus ist. Es ist auch irrelevant, was genau dieses Gefühl verursacht hat. Wir arbeiten nämlich jetzt auf einer Bilder- und Gefühlsebene und der Verstand muss das alles gar nicht richtig verstehen. Es funktioniert trotzdem und genau deshalb. Also spür einmal in dich, wo du in deinem Körper dieses Gefühl wahrnehmen kannst. *(Lange Pause)*

Vielleicht spürst du es im Bauch oder in der Brust im Solarplexus. Wenn du das Gefühl hast, du hast das Gefühl im Kopf, dann spür noch einmal nach, wo du es im Körper hast, denn ich meine gerade nicht den Verstand, sondern tatsächlich ein Körpergefühl. Irgendwo in deinem Körper zieht es sich vielleicht zusammen, ist es heiß oder kalt oder bebend. *(Lange Pause)*

Jetzt versuche einmal, dieses Gefühl zu bündeln, sodass es komprimierter wird und kräftiger. Ziehe es zusammen wie zu einem Ball oder einem Stein an einer Stelle in deinem Körper.

Wenn dieses Gefühl eine Farbe hätte, welche Farbe hätte es dann am ehesten? *(Lange Pause)*

Stell dir einmal vor, dass du dieses Gefühl, diesen Gegenstand aus deinem Körper heraus nimmst und mit der Hand vor dich hinstellst. Jetzt kannst du es vielleicht noch ein bisschen besser sehen.

Es kann ein Gegenstand sein oder es kann auch ein Lebewesen sein. Es kann ein reales Lebewesen sein, es kann aber auch ein Fantasielebewesen sein. Oder ein realer Gegenstand oder ein Fantasiegegenstand. Schau nochmal, ob es die gleiche Farbe ist, die du gerade schon gesehen hast oder vielleicht eine andere.

Und wenn du das Gefühl hast, du kannst es dir nicht richtig vorstellen, dann ist das gar nicht weiter schlimm, dann sag dir einfach innerlich „Dann beschließe ich jetzt, dass es so und so aussieht". Das ist völlig in Ordnung.

Und vielleicht ist es schon ein Lebewesen und du kannst sein Gesicht erkennen? Vielleicht ist es aber auch etwas eher Gegenständliches? Dann dreh es bitte einmal um und schau, ob du auf der anderen Seite ein Gesicht sehen kannst.

Wenn du kein Gesicht sehen kannst, dann beschließe einfach, dass dieser Gegenstand jetzt lebendig ist und ein Gesicht hat. Und angenommen, du könntest ein Gesicht sehen, wie würde dann das Gesicht aussehen?

Ganz wichtig ist, du kannst in dieser Arbeit nichts falsch machen. Das heißt, wenn du noch kein Gesicht sehen kannst oder das Gesicht nur unklar sehen kannst, stell dir einfach vor, du könntest ein Gesicht sehen. Oder behaupte es einfach für dich. Das ist alles vollkommen in Ordnung. *(Lange Pause)*

Kannst du schon etwas erkennen? Beschreibe mir bitte, was du gerade wahrnimmst.

Wunderbar. Im Folgenden machen wir ein kleines Rollenspiel. Du wirst gleich in deiner Fantasie in dieses Wesen hineinschlüpfen und dich selbst vor dir sehen. Du als dieses Wesen wirst nicht wissen, wie du als das Wesen aussiehst, aber du wirst die Frau vor dir sehen können.

Schlüpf jetzt bitte aus deinem Körper heraus und in dieses Wesen hinein. Jetzt siehst du dich selbst vor dir sitzen oder stehen.

Sehr gut.

Wie groß ist die Frau, die du vor dir siehst?

Wie wirkt sie auf dich? Ist sie blass, fröhlich oder traurig oder etwas ganz anderes? Was sagt ihr Gesichtsausdruck über sie aus? Mit dem Verstand musst du das alles gar nicht begreifen können. Das ist ganz egal. Wir sind hier auf einer unbewussten Bilderebene. Und es funktioniert ganz wunderbar, auch wenn der Verstand das nicht analysieren kann. *(Lange Pause)*

Warum bist du bei ihr? Was willst du von ihr? *(Lange Pause)*

Hier ist es gut, wenn die Klientin selbst spürt, dass sie als das Wesen geliebt werden möchte. Falls sie das nicht von allein spüren kann, kann sie vorsichtig zu diesem Gefühl hingeleitet werden:

Möchtest du gesehen werden? Soll sie dich endlich mal anschauen?

Möchtest du Aufmerksamkeit? *(Lange Pause)*

Möchtest du vielleicht sogar von ihr gemocht werden? *(Lange Pause)*

Wie würde sich das anfühlen, wenn sie dich mögen würde?

Und wie wäre es, wenn wir einen Schritt weiter gehen und sie dich lieben würde? Kannst du dir das vorstellen? Wäre das ein schönes Gefühl? *(Lange Pause)*

Schlüpf nun wieder heraus aus diesem Wesen und wieder in deinen eigenen Körper hinein. Schau dir das Wesen vor dir an, und vielleicht kannst du dich daran erinnern, wie sehr sich dieses Wesen nach deiner Liebe sehnt.

Und jetzt kannst du in deiner Fantasie dein Herz öffnen und deine Liebe heraus strömen lassen aus deinem Herzen, so dass deine Liebe aus dir heraus fließt und in den Mund von dem Wesen hinein, als würde das Wesen deine Liebe trinken.

Wenn die Klientin keine Liebe fühlen kann, was selten der Fall ist, kann sie sich auch erst einmal an einen Augenblick in ihrer Vergangenheit erinnern, zu dem sie angefüllt war mit dem Gefühl der Liebe.

Vielleicht hat deine Liebe auch eine bestimmte Farbe, die wie ein Dampf oder wie ein Nebel aus dir herausströmt und in das Wesen hineinfließt. Und während das passiert, verändert sich das Wesen. *(Lange Pause)*

Es sieht anders aus. Vielleicht verändert es seine Farbe oder seine Form. Vielleicht wird es größer werden oder kleiner. Alles ist gut und richtig. Lass einfach deine Liebe in das Wesen hineinströmen, und beobachte gleichzeitig, wie sich das Wesen verändert. Das macht es ganz von allein. *(Lange Pause)*

Sehr gut.

Was siehst du jetzt? Wie hat es sich verändert?

Öffne noch einmal dein Herz und lass deine Liebe in das Wesen hineinströmen. Vielleicht verändert es sich noch ein bisschen stärker.

Manchmal löst sich das Wesen auch ganz in Luft auf, wird immer größer und größer und löst sich irgendwann auf oder es wird immer kleiner und kleiner, bis du es ganz klein in deiner Hand halten kannst. Vielleicht wird es zu einer kleinen Murmel oder zu einem kleinen Vögelchen oder zu etwas Abstraktem. Alles ist erlaubt. Alles ist möglich. *(Lange Pause)*

Bitte sag Bescheid, wenn sich das Wesen nicht mehr weiter verändert.

Wenn es sich ganz zu Ende verändert hat, dann fühlt es sich wahrscheinlich anders an als zu Beginn. Dann hast du vielleicht sogar das Gefühl, es ist etwas Leichtes, Angenehmes, Beschützendes oder Warmes. Und wenn es soweit ist, dass dieses Wesen so etwas hat, etwas Leichtes, Angenehmes, Beschützendes oder Warmes, dann kannst du dir überlegen, wo du es gerne hättest. Vielleicht hättest du es gerne in deinem Körper, zum Beispiel in deinem Herzen? Dann kannst du es jetzt vielleicht einatmen. Oder du hättest es vielleicht gerne auf deiner Schulter. Dann kannst du es dort hinsetzen. Oder du hättest es gerne in deiner Tasche. Dann kannst du es da hineinsetzen. Spür einmal in dich hinein, wo es sich gut anfühlen würde. *(Lange Pause)*

Wo müsste es sein, damit du am glücklichsten wärst mit diesem Wesen und dich richtig wohl fühlst? Und wo ist der Ort, wo das Wesen sich am wohlsten fühlt? Manchmal ist es im Körper und manchmal am Körper. Beides ist gut. Manchmal ist es sogar so, dass es ganz woanders hin möchte, sich zum Beispiel auflöst oder wegfliegt. Wenn sich das gut anfühlt und stimmig, dann ist das auch richtig. Sehr gut.

Wie fühlst du dich nun mit diesem Wesen in dir oder an dir? *(Lange Pause)*

Wie fühlst du dich? Wie fühlt sich dein Körper an? Ist vielleicht ein bisschen mehr Weichheit, Entspannung oder Leichtigkeit da? Und / oder mehr Energie oder Stärke?

Spür noch einmal nach, wie sich das Gefühl vom Anfang jetzt in deinem Körper anfühlt. Ist es vielleicht weniger intensiv, hat es mehr Distanz zu dir oder hat es sich mit neuen Gefühlen und Wahrnehmungen vermischt?

Dann atme noch einmal tief ein *(Therapeutin atmet hörbar mit ein)* und wieder aus. *(Therapeutin atmet hörbar mit aus)*

Bewege deine Hände und Füße. Nimm wahr, dass du hier im Raum bist. Und komme in deinem Tempo zurück ins Hier und Jetzt. Wenn du so weit bist, öffne die Augen, recke und strecke dich.

Körperorientierte Therapieansätze

Die tiefe Bauchatmung

Um regelmäßige Phasen der Entspannung in den Alltag einzubauen, kann die Patientin zur tiefen Bauchatmung angeleitet werden, die eine optimale Versorgung mit Sauerstoff gewährleistet und den Parasympathikus aktiviert. Körper und Geist kommen zur Ruhe und die Verdauung wird angeregt. Die tiefe Bauchatmung kann bewusst in Stressreaktionen aktiviert werden, um sich wieder zu zentrieren. Sie kann auch in Gesellschaft diskret eingesetzt werden. Die Bauchatmung hilft, in der Schwangerschaft mit dem Baby in Kontakt zu treten. Gerne kann dies unterstützt werden, indem eine Hand auf den Bauch gelegt wird.

Gefühle von Trauer werden häufig durch das Anhalten oder Stocken des Atems begleitet (Langlotz-Weis 2020). Falls die Patientin emotional sehr betroffen ist, die Trauer aber wegschieben möchte, sollte sie ermuntert werden, den Atem fließen zu lassen und die Trauer und eventuell auch das Weinen aufbrechen zu lassen. Dies führt erfahrungsgemäß zu einer Entlastung und Spannungsabfuhr, im Gegensatz zum vorherigen „Steckenbleiben".

Der gute Stand

Der „normale Stand", den die Patientin immer einnimmt, kann analysiert und übertrieben werden, um daraus Gefühle und Themen abzuleiten. Diese oft angestrengte Haltung kann dann in einen „guten Stand" aufgelöst werden. Der „gute Stand" kann durch die folgende Übung von Langlotz-Weis (2020) erreicht werden. Er ist hilfreich, um Selbstsicherheit zu gewinnen und die „innere Mitte" zu finden.

„Die Beine der Patientin stehen parallel und etwa hüft- bzw. schulterbreit auseinander. Am besten ist es, wenn die Patientin barfuß ist. Die Knie sind leicht eingedrückt und können federn. Die Hüfte wird einmal nach vorne und einmal nach hinten gedrückt, um dann in die Mitte zu finden. Die Arme hängen neben dem Körper, die Schultern sind unten, der Kopf ist aufrecht. Hier hilft die Vorstellung, ein unsichtbarer Faden verbinde den Scheitel mit der Zimmerdecke. Tief atmen lassen, da die Patientin bei so vielen Anweisungen oft spontan die Luft anhält" (Langlotz-Weiß 2020, S. 88, modifiziert).

Tetralemma als Hilfe zur Entscheidung über den Geburtsmodus

Ein Tetralemma ist eine Aufstellungsmethode zur Entscheidungsfindung (Varga von Kibéd/Sparrer 2018). Hier abgebildet ist eine Adaption als Hilfe zur Entscheidung über den Geburtsmodus. Das Tetralemma kann gemeinsam mit der Klientin erarbeitet werden.

Die Klientin kann zunächst in die beiden gegensätzlichen Optionen hereinspüren, indem sie sich auf auf dem Boden ausgelegte Karten mit **„Das Eine: Geburtseinleitung“** und **„Das Andere: geplanter Kaiserschnitt“** stellt. Die Karte **„Beides“** kann sie dazu anregen, beides in einer neuen Kombination zuzulassen. Vielleicht ist es z. B. eine Möglichkeit, eine Einleitung zu versuchen und bei Schwierigkeiten frühzeitig einen geplanten Kaiserschnitt durchzuführen? Die vierte Position **„Keins von beidem“** kann dazu dienen, bisher nicht beachtete Optionen ins Auge zu fassen. Eventuell könnte es sich auch stimmig anfühlen, zu warten, bis das Baby sich selbst auf den Weg macht? Oder die Klientin spürt, dass sie sich zumindest momentan nicht in der Lage fühlt, die Geburt bewusst zu erleben und möchte zumindest die Möglichkeit eines Kaiserschnitts unter Vollnarkose ergründen. Vielleicht auch nur, um bzgl. der anderen Optionen zu einem klareren Ja zu kommen. Die letzte Position **„All dies und auch das nicht“** hat eine philosophische Dimension und bietet z. B. die Möglichkeit, dass es in Wirklichkeit um etwas ganz anderes geht. Dies zu ergründen, sollte ganz offen der Klientin überlassen werden. Vielleicht geht es auch in Wirklichkeit um etwas ganz anders (z. B. hat die Klientin Angst, dass ihr Mann sie bei der Geburt nicht ausreichend unterstützen könnte oder sie fürchtet, nach der Geburt keine gute Mutter zu sein).

Skillsliste bei Ängsten und Anspannung in der Folgeschwangerschaft

eine Freundin anrufen	spazieren gehen
Kaugummi kauen	eine Kerze anzünden
hilfreiche Sätze durchlesen	Musik hören
ein Spiel spielen	leichte Sportübungen machen
Rätsel lösen	sich 10 Namen mit F überlegen
ein Entspannungsbad nehmen	sich (Thermal-)Wasser ins Gesicht sprühen
Akkupressurpunkte drücken	mit Füßen über Murmeln rollen
Origami falten	intensiv ein nicht schwangerschaftsbezogenes Thema recherchieren
einen lustigen Film sehen	barfuß laufen
sich selbst umarmen	anderen etwas Gutes tun
sich den Bauch mit Öl massieren	mit dem verlorenen Baby und dem Folgebaby sprechen
eine Verhaltensanalyse ausfüllen	beten
schwimmen	sich in eine Decke einkuscheln
sich feste die Gliedmaßen abklopfen	sich massieren lassen
den Lieblingsraumduft versprühen	eine Traumreise machen

Materialien für die Patientin

Sag nicht, sag lieber: Tipps für Angehörige und Freunde im Umgang mit Sterneneltern

Der Blogbeitrag von Franziska Kern (https://stillsherises.blog), die auch früh ein Kind verloren hat, bietet wertvolle Denkanstöße und Hinweise für den sensiblen Umgang mit Sterneneltern. Folgende Anregungen gibt Franziska Kern:

Sag nicht: "Du bist noch jung, du kannst noch mehr Kinder haben." Diese Aussage ist auf verschiedenen Ebenen sehr schmerzhaft für Sterneneltern. Zum einen ist es völlig egal, ob unsere biologische Uhr tickt oder nicht. Man kann nie wissen, wie lange ein Paar gebraucht hat, bis dieses verlorene Kind überhaupt entstanden ist. Sei dir bewusst, dass nicht jede Mutter rein körperlich nochmal in der Lage sein wird, ein Kind zu bekommen. Zum anderen hat eine verwaiste Mama, so gerne sie noch ein weiteres Kind haben möchte, doch auch sofort ein schlechtes Gewissen dem verstorbenen Kind gegenüber. Es wird nie einen Ersatz für dieses Kind geben und die Sehnsucht nach genau diesem verlorenen Kind wird IMMER bleiben. **Sag lieber folgendes: "Ich würde alles tun um dir etwas von dieser schweren Last abzunehmen. Es tut mir so leid, dass ich es nicht kann. Ich fühle mit dir."**

Sag nicht: "Die Zeit heilt alle Wunden." Ach, wäre das nicht wundervoll? Aber soweit ich das bis jetzt sehen konnte, hat die Zeit leider noch keine magischen Heilungskräfte. Zeit kann helfen den großen Schmerz des Verlustes zu mildern und zu verändern. Aber Zeit alleine kann nicht heilen. Es sind viel eher die Maßnahmen, die man ergreift um Heilung zu erfahren. Und manchmal gibt es einfach Wunden, die werden niemals verheilen, ganz egal wie viel Zeit vergeht. Vielleicht wird mit der Zeit etwas Schorf darüber wachsen, aber es reicht ein kleiner Kratzer, um alles wieder aufzureißen. Der Verlust eines Kindes ist eine Wunde, die nie vollständig verheilen wird. Ein Leben ohne das eigene Kind zu leben, hinterlässt eine Wunde, die immer bluten wird. Ganz egal wie viele Pflaster wir drüber kleben. **Sag lieber folgendes: "Was würde dir jetzt gerade helfen? Gibt es irgendetwas, das ich heute für dich tun kann? Ich bin bei dir, wann immer du mich brauchst."**

Sag nicht: "Wenigstens hast du schon ein Kind." Ja, das habe ich. Aber soll das bedeuten, das mein lebendes Kind diesen Verlust kompensiert? Das kann es gar nicht und das ist auch nicht seine Aufgabe. Ich bin unglaublich dankbar, dass ich ein gesundes Kind habe, aber mein Sternenkind fehlt mir trotzdem. Jeden Tag, jede Stunde, jede Minute, jede Sekunde. Es vergeht kaum ein Moment, in dem ich nicht daran denke, dass eigentlich noch ein Baby in meinen Armen liegen sollte. **Sag lieber folgendes: "Es tut mir so leid. Was hilft dir ihm nahe zu sein? Erzähl mir von ihm wenn du möchtest. Ich bin hier und höre dir zu."**

Sag nicht: "Wenigstens..." Starte niemals, wirklich niemals einen Satz mit "wenigstens", wenn du Eltern, die ihr Kind verloren haben, trösten möchtest. "Wenigstens musste sie nicht leiden." "Er ist so früh gestorben, so konntest du wenigstens noch keine Bindung eingehen." "Wenigstens hast du es schon sehr früh verloren." Wenn man ein Kind verliert, gibt es kein "wenigstens". Niemals. Zu keiner Zeit. Vergleiche funktionieren hier nicht. Ganz egal wie alt, jung, krank, gesund, groß oder klein ein Kind ist – der Verlust tut IMMER weh. **Sag lieber folgendes: "Er/sie fehlt mir auch. Ich wünschte dein Kind wäre bei uns. Erzähl mir von deiner schönsten Erinnerung."**

Sag nicht: "Du musst jetzt stark sein für dein lebendes Kind." Erinnere niemals verwaiste Eltern daran, dass ihr lebendes Kind sie jetzt braucht. Es ist uns absolut bewusst. Sei dir da sicher. Mein 2-jähriger Sohn war der einzige Grund, dass ich jeden Morgen aufgestanden bin, mir die Jacke zugeknöpft habe und aus dem Haus gegangen bin. Zu mehr war ich aber anfangs auch nicht fähig und ich habe mich ungeheuer schlecht gefühlt deswegen. Es hat Wochen gedauert, bis ich die Anwesenheit meines Sohn wieder voll genießen und schätzen konnte. **Sag lieber folgendes: "Es muss so schwer sein für xy sorgen. Wenn du möchtest, unternehme ich etwas mit ihm/ihr, damit du dich etwas ausruhen kannst?"**

Sag nicht: "Er ist jetzt an einem besseren Ort." Ist das so? Welcher Ort ist schöner für ein Baby, als die Arme seiner Mutter? Was würde ich dafür geben, mein Baby wieder bei mir zu haben. Bitte sag so etwas nicht, vor allem nicht, wenn du nicht weißt, ob die Person religiös ist oder nicht. Und selbst religiöse Menschen können ihren Glauben durch einen solchen Verlust in Frage stellen. **Sag lieber folgendes: "Es tut mir so leid für dich und dein Kind. Wenn du möchtest, komme ich heute zu dir und helfe dir im Haushalt. Und wenn dir nach Reden ist, dann bin ich da und höre dir zu."**

Sag nicht: "Alles passiert aus einem bestimmten Grund." Nein. Falsch. Manchmal passieren die furchtbarsten, grausamsten Dinge den wunderbarsten, großherzigsten Menschen auf dieser Erde. Und manchmal machen Dinge im Leben keinen Sinn. Manchmal gibt es einfach keine logische Erklärung. Ich kann verstehen, dass wir alle versuchen, in etwas so Sinnlosem wie dem Tod eines Kindes einen Sinn zu finden. Aber seien wir doch mal ehrlich: Ein solches Ereignis macht einfach keinen verdammten Sinn. Kinder sollten NIEMALS von ihren Eltern beerdigt werden. Wir alle wünschen uns diese Welt sicher und vorhersehbar und das Wort "Kindsverlust" hält uns allen vor Augen, wie fragil unser Leben eigentlich ist. Einer Sternenmama zu begegnen, wird deine heile Welt zum Wanken bringen und dein Herz wird vielleicht auch ein wenig brechen – vielleicht sogar mehr. Und das ist gut so. Lass es geschehen. Nur wenn wir unser Herz öffnen und den Schmerz herein lassen, können wir wirklich empathisch sein und Beistand leisten. **Sag lieber folgendes: "Es tut mir so leid. Es ist einfach nicht fair. Diesen Schmerz hast du nicht verdient. Es bricht mir das Herz, dich so leiden zu sehen. Das ist absoluter Mist."**

Sag nicht: "Ich weiß wie du dich fühlst. Ich hatte auch eine Fehlgeburt." Anstatt deine eigene Geschichte zu teilen, lass diesen Moment den trauernden Eltern. Lenke nicht von ihren Gefühlen und ihrem Verlust ab. Es kann schmerzhaft sein, wenn jemand versucht den Verlust zu vergleichen. Ein Kind zu verlieren ist eine ganz individuelle, einzigartige Erfahrung. Es gibt keine gleiche Geschichte, da jeder mit Trauer anders umgeht. Teile deine Erfahrungen nur, wenn man dich darum bittet. Ansonsten höre einfach nur zu und sei da. **Sag lieber folgendes: "Ich bin mir nicht sicher, ob du es weißt, aber ich habe auch ein Kind verloren und kann gerne meine Erfahrungen mit dir teilen. Viel lieber würde ich aber gerne deine Geschichte hören und wie du mit deiner Trauer umgehst."**

Sag nicht: "Du bist so stark. Ich weiß gar nicht wie du das schaffst." Ich weiß nie was ich darauf antworten soll. Ganz ehrlich, ich weiß selber nicht, wie ich es schaffe. Es ist ja nicht so als hätte ich viele Optionen. Was sollte ich auch sonst machen? Wir lernen damit zu leben. Bauen uns eine "neue Normalität" auf. Und an schwierigen Tagen, wenn die Last so schwer ist, dass man einfach liegen bleiben möchte, sind wir einfach nur froh, wenn wir diesen Tag überlebt haben. **Sag lieber folgendes: "Was tust du, um deinen Verlust zu verarbeiten? Kann ich dich in irgendeiner Form dabei unterstützen?"**

Sag nicht: ".." Ich kann damit umgehen, wenn jemand ganz offen und ehrlich sagt: "Ich weiß nicht was ich sagen soll." oder "Ich habe Angst, dir zu nahe zu treten." Aber womit ich überhaupt nicht umgehen kann, ist Ignoranz. Ich kann mich an jede Situation erinnern, in der ich von jemandem Trost erfahren habe. Und ich kann mich genau so gut an das unkomfortable Schweigen, die unsicheren Blicke oder das pure "nicht darüber sprechen wollen" erinnern und wie unverstanden ich mich dabei gefühlt habe. Mir ist es lieber, es riskiert jemand ein falsches Wort, als es gar nicht erst zu versuchen. Als Mama eines Sternenkindes möchte ich, dass man meinen Verlust anerkennt, dass man mein Kind würdigt, es beim Namen nennt und ihm einen Platz in dieser Welt gibt, auch wenn er physisch nicht mehr anwesend ist. Seid mutig. Wir sind uns der dunklen Wolken über unseren Köpfen sehr bewusst. Auch, dass ein Gespräch mit uns schmerzhaft und unbequem sein kann. Aber wir sind jedem, der den Schritt wagt, auch so unglaublich dankbar. **Sag lieber folgendes: "Ich habe gehört, was passiert ist. Es tut mir so leid. Möchtest du darüber reden?"**

Was zählt wirklich?

Ganz ehrlich, es gibt keine magischen Worte, die den Schmerz verschwinden lassen. Sei einfach da. Hör zu. Drücke deine Anteilnahme aus. Ich bin jedem unendlich dankbar, der den Mut aufbringt, auf mich zu zugehen, der meinen Schmerz aushalten kann und mich auf meinem Weg ein Stück weit begleitet. Und manchmal reicht auch einfach nur eine Umarmung.

https://stillsherises.blog/2017/07/05/sag-nicht-sag-lieber/ 05.08.2020 (Rechtschreibung korrigiert)

10 Affirmationen für die Folgeschwangerschaft

Franziska Kern hat auf ihrem Blog 40 Affirmationskarten für die Folgeschwangerschaft gestaltet. Hier gibt es eine Auswahl, die in der Schwangerschaft zur Ermutigung z. B. auf Kärtchen geschrieben werden oder als Bildschirmschoner verwendet werden kann.

Ganz tief in mir finde ich mein Vertrauen. In diese Welt. In mich. In mein Baby.
Ich finde große Freude in kleinen Schritten, die ich gehe.
Jetzt, in diesem Moment, ist alles okay.
Ich kann das schaffen. Ich habe schon das Unmogliche geschafft.
Dies ist eine andere Schwangerschaft. Ein anderes Baby. Eine andere Geschichte. Ein anderes Ende.
Es ist okay zu träumen, es ist okay zu hoffen.
Es ist okay zu trauern und mein Kind im Himmel zu vermissen.
Ich genieße jeden Moment, der mir mit meinem Baby geschenkt wird.
Ich habe die Kraft diesen Weg zu gehen. Ich vertraue mir und meinem Körper.
Ich stelle mir vor, wie ich mit einem gesunden Baby nach Hause komme.

(Franziska Kern, Affirmationskarten für Trauer nach Kindsverlust; www.stillsherises.blog, 29.12.2020)

Checkliste für die Arztsuche

Idealerweise begeben Sie sich schon – bevor Sie wieder schwanger sind – auf die Suche nach einer Gynäkologin, falls Sie die Arztpraxis wechseln möchten. Gemeinsam mit einer Begleitperson zu Ihrer Unterstützung können Sie einen Kennenlerntermin vereinbaren. Die Ärztin sollte grob über Ihre Vorgeschichte informiert sein, um sich Zeit nehmen zu können und Ihre Unterlagen zu sichten, die Sie ihr am besten zuvor zukommen lassen sollten. Hier finden Sie einige Fragen aufgelistet, die Ihnen bei der Auswahl einer passenden Arztpraxis helfen können.

- Wie steht es um die fachliche Erfahrung? (Wann wurde der Facharzt erworben? Wie viel Jahre Berufserfahrung wurden in welchen Kontexten gemacht? Gibt es einen Fokus auf Risikoschwangerschaften?)
- Sind Zertifizierungen für spezielle Untersuchungen vorhanden? Für welche Untersuchungen sollte ich ggf. einen Spezialisten aufsuchen?
- Wie ist die technische Ausstattung der Praxis (z.B. Ultraschallgeräte)?
- Wir ordnet die Ärztin meine Befunde ein (Schwangerschaftsverluste und eventuelle Vorerkrankungen)?
- Welches Vorgehen schlägt sie vor (Häufigkeiten der Kontrolle, spezielle Untersuchungen, Mitbetreuung durch andere Fachärzte, möglicher Modus und Zeitpunkt für die Geburt)?
- Weist sie mich auf weitere Unterstützungsmöglichkeiten wie Hebammen, Selbsthilfegruppen und psychologische Begleitung hin und kann sie eventuell konkrete Ansprechpartner nennen?
- Beantwortet sie Fragen geduldig und verständlich? Geht sie empathisch auf meine besondere Situation ein und findet sie meist die richtigen Worte?
- Kann ich mich jederzeit telefonisch melden oder zu einem Termin kommen, wenn ich unsicher bin?
- Habe ich ein gutes Bauchgefühl? Liegt mir persönlich der Kommunikationsstil und vermittelt mir eine gewisse Sicherheit?
- Gibt es eine Vertretung bei Urlaub oder Krankheit?
- Fühle ich mich wohl mit dem Praxisteam und der Atmosphäre?
- Sind die Wartezeiten zumutbar?
- Ist die Praxis gut für mich erreichbar, sodass ich auch hochschwanger bei schlechtem Wetter oder viel Verkehr relativ stressfrei zu häufigen Terminen kommen kann? Ist es mir Wert, für eine passende Praxis einen längeren Weg in Kauf zu nehmen? Kann ich eventuell die Grundversorgung bei einer Gynäkologin vor Ort durchführen und für zusätzliche Untersuchungen ein spezialisiertes Zentrum aufsuchen?

Leitfragen zur Planung der Geburt

Die Leitfragen zur Planung der Geburt können Sie verwenden, um sich dem oft angstbesetzten Gegenstand der Entbindung Ihres Folgekindes rechtzeitig und strukturiert zu nähern. Sie bieten eine Entscheidungsgrundlage und verschriftlichen Ihre Wünsche und die Ihres Partners, die sich im Verlauf der Schwangerschaft natürlich noch ändern können. Auf ihrer Basis können Sie mit Ihren Geburtshelfern ins Gespräch kommen. Eventuell macht es Sinn, ihnen eine schriftliche Ausführung zu überlassen. Auch, wenn der Geburtsplan Ihnen eine Orientierungshilfe bietet, ist es trotzdem wichtig, dass Sie bezüglich der Umsetzung Ihrer Vorstellungen flexibel bleiben, da je nach Verlauf der Geburt andere Maßnahmen notwendig werden können, um Sie und Ihr Kind gut medizinisch zu versorgen. Außerdem kann sich unter der Geburt vielleicht ein anderes Vorgehen stimmiger für Sie anfühlen als das zuvor vorgestellte. Im Internet finden Sie zudem verschiedenste nicht-verlustspezifische Geburtspläne, die genauer auf medizinische Details und Rahmenbedingungen eingehen.

- Welchen Entbindungsmodus wünsche ich mir – Spontangeburt oder Kaiserschnitt?
  - Bin ich über die jeweiligen möglichen Komplikationen aufgeklärt?
  - Falls ich eine Spontangeburt wünsche: Soll bereits bei kleineren Schwierigkeiten doch per Sectio entbunden werden oder möchte ich diesbezüglich behandelt werden wie eine Schwangere, die kein Verlusterlebnis hatte?
- Möchte ich bereits vor dem errechneten Geburtstermin einleiten oder per Kaiserschnitt entbinden?
  - Bis zur wievielten Woche kann ich mir vorstellen, die Schwangerschaft andauern zu lassen?
  - Welche Komplikationen gibt es möglicherweise für unser Kind, wenn es früher geholt wird (z.B. Atemschwierigkeiten und Verlegung auf die Neonatologie)?
- Gibt es die Möglichkeit, gegen Ende der Schwangerschaft bereits Termine im Krankenhaus wahrzunehmen oder den Kreißsaal zu besichtigen?
- Wie wird sichergestellt, dass allen Geburtshelfern der vorherige Verlust und dessen Umstände bekannt sind (z.B. Vermerk in der Akte, Information in der Schichtübergabe)?
- Welche Möglichkeiten der Schmerzlinderung möchte ich voraussichtlich wahrnehmen?
- Wie kann ich mir die Geburt erleichtern (Kälte, Wärme, Kopfhörer mit Musik oder meditative Übungen, Massage bei Spontangeburt)?

- Welche Untersuchungen müssen von Klinikseite oder sollen auf unseren Wunsch hin an unserem Baby durchgeführt werden? Können wir es dabei sehen?
- Wann und wie können mein Partner und ich Zeit mit unserem Neugeboren verbringen?
- Wie sieht die Nachsorge aus und wie lange werden wir vermutlich bei einer komplikationsfreien Geburt im Krankenhaus verbringen? Möchte ich möglichst schnell nach Hause in meine vertraute Umgebung oder fühle ich mich wohler und sicherer, wenn unser Kind und ich noch etwas Zeit im Krankenhaus verbringen?
- Wie ist die Besuchsregelung? Gibt es Familienzimmer?
- Besteht die Möglichkeit, im Krankenhaus mit einer Psychologin oder einer Seelsorgerin zu sprechen, falls ich Bedarf habe?

Internetadressen

www.leere-wiege-hannover.de
Regional organisierte Selbsthilfeorganisationen, z. B. in Hannover, mit unterschiedlich ausgestalteten Angeboten, teilweise auch für Paare und Väter. Rechtliche Informationen und Literaturvorschläge.

www.baerenherz-wiesbaden.de
Einige Hospize bieten auch eine Begleitung früh verwaister Eltern an, etwa in Wiesbaden, und können weitere Unterstützung vermitteln. Es lohnt sich, vor Ort nachzufragen.

www.initiative-regenbogen.de
Die Initiative REGENBOGEN „Glücklose Schwangerschaft" e.V. ist ein Kreis von betroffenen Eltern, die ein oder mehrere Kinder vor oder kurz nach der Geburt verloren haben. Hilfe für andere Betroffene durch Erfahrungsaustausch und Informationsmaterial. Broschüren, telefonische Beratung und Fortbildungen für medizinisches Fachpersonal, Seelsorger, Trauerbegleiter und Bestatter.

www.hopesangel.com
Stiftung zur Begleitung für Familien und Fachkräfte beim Frühtod eines Kindes. Kostenfreie Erstberatung für betroffene Eltern, finanzielle Unterstützung für Beisetzungen, Aufbau und Unterstützung von Trauergruppen, Netzwerk mit Begleitern, Bestattern und Fotografen für Deutschland / Österreich / Schweiz. Übersicht über Rückbildungskurse für verwaiste Mütter, **live Online-Rückbildungskurs.**

www.schatten-und-licht.de
Selbsthilfeorganisation zu peripartalen psychischen Erkrankungen: Informationen, Literaturhinweise und Adressen, u. a. eine ausführliche Liste mit nach Postleitzahlen sortierten **Mutter-Kind-Einrichtungen**

www.aeternitas.de
Gemeinnützige, bundesweit tätige Verbraucherinitiative Bestattungskultur, informiert und berät in allen organisatorischen, rechtlichen und finanziellen Angelegenheiten rund um den Trauerfall. Informationen zum Themenkreis Kind-Tod-Trauer.

www.embryotox.de
Pharmakovigilanz- und Beratungszentrum für Embryonaltoxikologie der Charité-Universitätsmedizin Berlin, ein mit öffentlichen Geldern gefördertes Institut. Unabhängige Informationen zur Verträglichkeit von Arzneimitteln in Schwangerschaft und Stillzeit (online sowie kostenlose Beratung). Informationen zu einigen häufigen Erkrankungen und deren Behandlung in der Schwangerschaft.

www.maximilianprojekt.de
Forum für Betroffene nach frühem Kindsverlust mit unterschiedlich aktuellen Beiträgen. Verschiedene Unterforen (z. B. für unterschiedliche Verlustzeitpunkte, Väter, Angehörige und Folgeschwangere).

www.kindsverlust.ch
Fachstelle Kindsverlust: Schweizer Verein, der von perinatalen und frühen Verlusten betroffene Eltern berät, Fachpersonen weiterbildet und vernetzt sowie Öffentlichkeitsarbeit leistet.

www.himmelskind.ch
Durch betroffene Mütter organisierte Trauerbegleitung, die in der Schweiz in jeder Phase des Verlustes, vom akuten Ereignis bis zur Folgeschwangerschaft, Eltern nach dem Trauermodell von Roland Kachler unterstützt. Blog zum Thema.

www.sterneneltern.ch
Internetseite zweier betroffener Mütter, die viele hilfreiche Informationen zur Gefühlswelt der Betroffenen bereitstellt. Außerdem u. a. ein Blog mit Gedanken zu verschiedensten Themen und Wissenswertes zu den rechtlichen Rahmenbedingungen in der Schweiz.

www.pregnancyafterlosssupport.org
US-amerikanische Non-Profit Organisation (PALS), die verwaiste Mütter unterstützen möchte, hoffnungsvoll ihre Schwangerschaft zu erleben und dabei gleichzeitig die Trauer um ihr früh verlorenes Kind leben zu können. Online Magazin, online Peer-moderierte Selbsthilfegruppen, Newsletter, Listen mit Ressourcen für betroffene Eltern, Öffentlichkeitsarbeit (in englischer Sprache).

www.starlegacyfoundation.org
US-amerikanische Non-Profit Organisation mit dem Ziel, Schwangerschaftsverluste und neonatale Todesfälle zu reduzieren sowie die Versorgung davon betroffener Familien zu verbessern. Neben dieser Unterstützung und der Weiterbildung von Fachleuten aus dem Gesundheitswesen, unterstützt die Organisation entsprechende Forschungsprojekte und bietet Journal Paper zum kostenfreien Download an (in englischer Sprache).

Soziale Netzwerke
In sozialen Netzwerken finden sich diverse geschlossene Gruppen zum persönlichen Austausch mit anderen Betroffenen, z. B. in Facebookgruppen wie „Ein Bauch voller Gefühle – Schwangerschaft nach Verlust“ oder „PALS – Pregnancy after Loss Support Group“. Ebenso gibt es Gruppen zum Stichwort „Sternenkind“.

Literaturliste für früh verwaiste Eltern

Wörz-Strauß, H. (2018): Und was kommt danach? Begleitbuch nach Tot- und Fehlgeburt. Ernst Reinhardt, München
Ratgeber aus klinikseelsorgerischer Perspektive mit vielen Übungen zur Selbststärkung. Besonderer Schwerpunkt auf nachgeborenen „Folgekindern".

Lothrop, H. (2016): Gute Hoffnung, jähes Ende. Fehlgeburt, Totgeburt und Verluste in der frühen Lebenszeit. 3. Aufl. Kösel, München
Erstmals 1991 erschienener Klassiker der Ratgeberliteratur. Fokussiert auf ganzheitliche, teils alternative Methoden und Übungen wie Körper- und Atemübungen, kreative Methoden und Bachblüten. Zusätzlich Hinweise für Fachpersonen aus Klinik, Bestattung und Seelsorge.

Wolter, H. (2012): Mein Sternenkind. Begleitbuch für Eltern, Angehörige und Fachpersonen nach Fehlgeburt, stiller Geburt oder Neugeborenentod. 2. Aufl. edition riedenburg, Salzburg
Ratgeber mit vielen Berichten betroffener Eltern über den ganzen Trauerprozess hinweg, die von einem Teil der Leserschaft als erleichternd, von einem anderen als belastend empfunden werden. Zusätzliche Informationen für Fachpersonen.

Wolter, H. (2010): Meine Folgeschwangerschaft. edition riedenburg, Salzburg
Ratgeber mit zahlreichen Erfahrungsberichten „Folgeschwangerer" nach oft mehrfachen Verlusterfahrungen. Praktische Hinweise und Hilfestellungen für die Folgeschwangerschaft sowie deren Planung.

Kern, F. (2020): Wie aus Trauer Liebe wird. Eine Reise durch die Landschaft der Trauer. Franziska Kern, Selbstverlag
Begleitbuch für trauernde Eltern nach Fehlgeburt, stiller Geburt oder plötzlichem Kindstod. Wertvolle Informationen über Trauer, Ideen für Rituale, zur Selbstfürsorge und Selbstberuhigung, sowie viele Anregungen zum Schreiben.

Kachler, R. (2017): Meine Trauer wird dich finden. Ein neuer Ansatz in der Trauerarbeit. Herder, München
Der Autor hat nach dem Tod seines Sohnes einen Ansatz der Trauerarbeit entwickelt, der auf das Aufrechterhalten und das Verändern der Beziehung zum Verstorbenen abzielt, anstatt diesen loszulassen.

Kachler, R., Majer-Kachler, C. (2013): Gemeinsam trauern – gemeinsam weiter lieben. Das Paarbuch für trauernde Eltern. Kreuz, Freiburg i. Br.
Ratgeber für Paare. Das Autorenehepaar zeigt Wege auf, wie Partner nach dem Verlust ihres Kindes, trotz unterschiedlicher Arten zu trauern, ihre Beziehung aufrecht erhalten und positiv gestalten können.

Moody, R. A. (2019): Leben nach dem Tod. Die Erforschung einer unerklärlichen Erfahrung. Rowohlt, Hamburg
Wissenschaftlich fundierte und tröstliche Zusammenfassung von 150 Nahtoderlebnissen durch den Psychiater und Professor für Psychologie im Rahmen seiner Studie. Stellt unsere moderne, Spiritualität vermissende Perspektive auf das Sterben und den Tod in Frage.

Brenneisen, T. (2019): Das Licht, das Schatten leert. Edition Moderne, Zürich
Preisgekronte autobiografische Graphic Novel. Stellt schonungslos und berührend den Weg eines Paares nach dem Verlust ihres Babys dar.

Masaracchia, R., Wolter, H. (2014): Lilly ist ein Sternenkind. Das Kindersachbuch zum Thema verwaiste Geschwister. 3. Aufl. edition riedenburg, Salzburg
Bebildertes Sachbuch. Thematisiert kindgerecht und einfühlsam den Tod der kleinen Schwester bei der Geburt und hilft, mit den eigenen Kindern dazu ins Gespräch zu kommen.

Materialien für die Therapeutin

Fragen zur therapeutischen Selbstreflexion

Sterben und Tod

- Welche Erfahrungen habe ich bereits mit dem Thema Sterben und Tod gemacht?
  - Welche Gefühle, Gedanken und Verhaltensweisen löst das Thema Tod bei mir aus?
  - Wie reagieren wichtige Bezugspersonen auf das Thema Tod?
  - Falls ich einen Todesfall erlebt habe: An welchen Ritualen konnte ich teilnehmen und was haben sie bewirkt?
- Als ich jünger war:
  - Wie haben mir meine erwachsenen oder älteren Bezugspersonen die Themen Tod und Sterben (nicht) erklärt?
  - Wie sind sie mit Todesfällen im näheren Umfeld umgegangen?
- Habe ich bereits Erfahrungen mit dem Tod von Kindern und Ungeborenen gemacht?
  - Was hat das für Gefühle, Gedanken und Verhaltensweisen meinerseits ausgelöst?
  - Wie waren die Reaktionen anderer Menschen auf den Tod von Kindern und Ungeborenen im Vergleich zum Tod von älteren Personen?
- Welche Vorstellungen spiritueller und religiöser Natur habe ich bezüglich Tod und Sterben?
- Wie gehe ich generell mit dem Thema Abschiednehmen um, als eine Art „kleiner Tod"?
  - Fallen Abschiede mir eher leicht oder eher schwer?
  - Vermeide ich Abschiede oder nutze ich Rituale?
  - Welche Erfahrungen habe ich mit Abschieden gemacht (z. B. Trennungen, Arbeitsplatzwechsel, Umzüge, Beendigung von Therapien)?
- Wie bin ich mit Patientinnen umgegangen, die die Themen Tod, Trauer und Abschied (mehr oder weniger aktiv) einbrachten?
  - Habe ich diese Themen ausreichend aufgegriffen oder vielleicht (zusammen mit den Patientinnen) vermieden?
  - Inwieweit konnte ich mich davon gut abgrenzen oder auch hilfreiche Erkenntnisse für mich gewinnen?
  - Inwieweit haben mich diese Themen belastet und nach Feierabend verfolgt?

- Welche Strategien können mir helfen, mich in meiner Freizeit sinnvoll von dem Thema abzugrenzen (positive Aktivitäten, Entspannung, Gespräche mit Kolleginnen)?
- Wurden eigene Themen bei mir reaktiviert, die näherer Betrachtung im Rahmen von Intervision oder Selbsterfahrung bedürfen?

Kinderplanung

- Wie sieht es bei mir mit der Kinderplanung aus?
  - Habe ich selbst schon Erfahrungen mit Schwangerschaftsverlusten bei mir oder in meinem näheren Umfeld gemacht?
  - Inwiefern kann mir eine private Verlusterfahrung helfen, inwiefern kann sie mich behindern, mit dieser Patientengruppe umzugehen?
- Falls ich plane, noch Kinder zu bekommen oder mitten in der Kinderplanung stecke: Möchte ich mit Patientinnen arbeiten, die ihre Kinder in der Schwangerschaft oder der ersten Lebenszeit verloren haben, oder verhindert dies, dass ich hoffnungsvoll in meine private Zukunft blicken kann?
- Inwieweit möchte ich Patientinnen gegenüber Selbstöffnung betreiben und z. B. Fragen bzgl. der Anzahl meiner Kinder oder erlebter Verluste beantworten?
- Wie bin ich mit Patientinnen umgegangen, die Verlustthemen (mehr oder weniger aktiv) einbrachten?
  - Habe ich diese Themen ausreichend aufgegriffen oder vielleicht (zusammen mit den Patientinnen) vermieden?
  - Inwieweit konnte ich mich davon gut abgrenzen oder auch hilfreiche Erkenntnisse für mich gewinnen?
  - Inwieweit haben mich diese Themen belastet und nach Feierabend verfolgt?
- Welche Strategien können mir helfen, mich in meiner Freizeit sinnvoll von dem Thema abzugrenzen (positive Aktivitäten, Entspannung, Gespräche mit Kolleginnen)?
- Wurden eigene Themen bei mir reaktiviert, die näherer Betrachtung im Rahmen von Intervision oder Selbsterfahrung bedürfen?

Literatur

Ärzteblatt (2007): Postpartale Depression: Vom Tief nach der Geburt. Verfügbar unter: https://www.aerzteblatt.de/archiv/54466/Postpartale-Depression-Vom-Tief-nach-der-Geburt, 04.11.2020

ÄrzteZeitung (2017): Trisomie-21-Diagnose führt meist zur Abtreibung. Verfügbar unter: https://www.aerztezeitung.de/Politik/Trisomie-21-Diagnose-fuehrt-meist-zur-Abtreibung-295904.html, 10.12.2020

Aeternitas e.V. Sternenkinder – Regelungen/Gesetze der Bundesländer (2020). Verfügbar unter: https://www.aeternitas.de/inhalt/kind_tod_trauer/sternenkinder/sternenkinder_rechtliches/bundeslandregelungen, 09.09.2020

American Psychiatric Association (2014): Diagnostisches und statistisches Manual psychischer Störungen DSM-5. Hogrefe, Göttingen

American Psychiatric Association (2003): Diagnostisches und statistisches Manual psychischer Störungen – Textrevision DSM-IV-TR. Hogrefe, Göttingen. Dt. Bearb. und Einf. von Henning Saß

Avelin, P., Erlandsson, K., Hildingsson, I., Rådestad, I. (2011): Swedish Parents' Experiences of Parenthood and the Need for Support to Siblings When a Baby Is Stillborn. Birth 38(2), 150–158

Beck, A. T., Rush, A. J. Shaw, B. F., Emery, G. (2017): Kognitive Therapie der Depression. 5. Aufl. Beltz, Weinheim

Bergner, A. (2012): Rezidivierende und habituelle Aborte. In: Weidner, K., Rauchfuß, M., Neises, M. (Hrsg.): Leitfaden Psychosomatische Frauenheilkunde. Deutscher Ärzteverlag, 320–329

Boelen, P. A. (2013): Symptoms of Prolonged Grief, Depression, and Adult Separation Anxiety. Distinctiveness and Correlates. Psychiatry Research 207 (1–2), 68–72

Bohus, M., Wolf-Arehult, M. (2013): Interaktives Skillstraining für Borderline-Patienten. 2., korrigierte und überarbeitete Aufl. Schattauer, Stuttgart

Bonanno, G. A., Neria, Y., Mancini, A., Coifman, K. G., Litz, B., Insel, B. (2007): Is There More to Complicated Grief Than Depression and Posttraumatic Stress Disorder? A Test of Incremental Validity. Journal of abnormal Psychology 116 (2), 342–351

Brier, N. (2004): Anxiety After Miscarriage: a Review of the Empirical Literature and Implications for Clinical Practice. Birth 31(2), 138–142

Brooks, K. (2018): Small Animals: Parenthood in the Age of Fear. Flatiron Books, New York

Brüderl, L., Klank-Rießen, I., Zens, C. (2015): Therapie-Tools Selbsterfahrung. Beltz, Weinheim

Bundesministerium für Familie, Senioren, Frauen und Jugend (2020): Welche Regelungen gelten bei Fehlgeburt, Totgeburt oder Schwangerschaftsabbruch? Verfügbar unter https://familienportal.de/familienportal/familienleistungen/mutterschutz/welche-regelungen-gelten-bei-fehlgeburt-totgeburt-oder-schwangerschaftsabbruch-/125128, 03.11.2020

Bundeszentrale für gesundheitliche Aufklärung (BZgA) (2020a): Schwangerschaftsabbruch: Rechtslage, Indikationen und Fristen. Verfügbar unter https://www.familienplanung.de/beratung/schwangerschaftsabbruch/rechtslage-und-indikationen/, 03.11.2020

Bundeszentrale für gesundheitliche Aufklärung (BZgA) (2020b): Pränataldiagnostik - Beratung, Methoden und Hilfen. Ein Überblick. Flyer der BZgA, Köln

Bundeszentrale für gesundheitliche Aufklärung (BZgA) (2020c): Wartezeiten. Verfügbar unter https://www.familienplanung.de/kinderwunsch/warten-auf-die-schwangerschaft/wartezeiten/#c886, 04.11.2020

Burden, C., Bradley, S., Storey, C., Ellis, A., Heazell, A. E., Downe, S., Cacciatore, J. , Siassakos, D. (2016): From Grief, Guilt Pain and Stigma to Hope and Pride – a Systematic Review and Meta-Analysis of Mixed-Method Research of the Psychosocial Impact of Stillbirth. BMC Pregnancy and Childbirth 16(1), 1–12

Cacciatore, J. (2017): Bearing the Unbearable: Love, Loss, and the Heartbreaking Path of Grief. Simon & Schuster, New York City

Cox, J. L., Holden, J. M., Sagovsky, R. (1987): Detection of Postnatal Depression. Development of the 10-Item Edinburgh Postnatal Depression Scale. British Journal of Psychiatry 150, 782–786

DeBackere, K. J., Hill, P. D., Kavanaugh, K. L. (2008): The Parental Experience of Pregnancy After Perinatal Loss. Journal of Obstetric, Gynecologic & Neonatal Nursing 37(5), 525–537

Dilling, H., Mombour, W., Schmidt, M. H., Schulte-Markwort, E., Remschmidt, H. (Hrsg.) (2015): Internationale Klassifikation psychischer Störungen: ICD-10 Kapitel V (F, klinisch-diagnostische Leitlinien). 10. Aufl. Hogrefe, Göttingen

Eiben, B., Thode, C., Merz, E. (2011): Das Ersttrimesterscreening und die neue Risikoberechnungsoftware der Fetal Medicine Foundation Deutschland. medizinische genetik 23 (4), 453–456

Fox, M., Cacciatore, J., Lacasse, J. R. (2014): Child Death in the United States: Productivity and the Economic Burden of Parental Grief. Death Studies 38(9), 1–6

Frankl, V. E. (2005): Ärztliche Seelsorge: Grundlagen der Logotherapie und Existenzanalyse. Paul Zsolnay, Wien

Geller, P. A., Klier, C. M., Neugebauer, R. (2001): Anxiety Disorders Following Miscarriage. Journal of Clinical Psychology 62, 432–438

Gold, K. J., Boggs, M. E., Muzik, M., Sen, A. (2014): Anxiety Disorders and Obsessive Compulsive Disorder 9 Months After Perinatal Loss. General Hospital Psychiatry 36(6), 650–654

Grepmair, L., Mitterlehner, F., Loew, T., Bachler, E., Rother, W., Nickel, M. (2007): Promoting Mindfulness in Psychotherapists in Training Influences the Treatment Results of Their Patients: A Randomized, Double-Blind, Controlled Study. Psychotherapy and Psychosomatics 76(6), 332–338

Heazell, A. E., Siassakos, D., Blencowe, H., Burden, C., Bhutta, Z. A., Cacciatore, J., Dang, N., Das, J., Flenady, V., Gold, K. J., Mensah, O. K., Millum, J. M., Nuzum, D., O'Donoghue, K., Redshaw, M., Rizvi, A., Roberts, T. R., Saraki, H. E. T., Storey, C., Wojcieszek, A. M., Downe, S. (2016): Stillbirths: Economic and Psychosocial Consequences. The Lancet 387(10018), 604–616

Hinsch, R., Pfingsten, U. (2007): Gruppentraining sozialer Kompetenzen. 5. Aufl. Beltz, Weinheim

Hodnett E. D., Gates, S., Hofmeyr, G. J., Sakala, C. (2017): Continuous support for women during childbirth. Cochrane Database of Systematic Reviews 7

Hüsken-Janßen, H. (2005): Hypnotherapeutische Geburtsvorbereitung: Studie zur Wirksamkeit der hypnoreflexogenen Methode nach Schauble. Peter Lang, Pieterlen/Bern

Hughes, P. M., Turton, P., Evans C. D. H. (1999): Stillbirth as risk factor for depression and anxiety in the subsequent pregnancy: cohort study. BMJ 318, 1721–1724

Hunfeld, J. A. M., Wladimiroff, J. W., Passchier, J. (1997): The grief of late pregnancy loss. Patient Education and Counseling 31 (1), 57–64

ICD-11 for Mortality and Morbidity Statistics (2020): 6B42 Prolonged Grief disorder. Verfügbar unter https://icd.who.int/browse11/l-m/en#/http://id.who.int/icd/entity/1183832314, 15.11.2020

Junge-Hoffmeister, J., Weidner, K., Bittner, A. (2012): Psychische Erkrankungen während der Schwangerschaft. In: Weidner, K., Rauchfuß, M., Neises, M. (Hrsg.): Leitfaden Psychosomatische Frauenheilkunde. Deutscher Ärzteverlag, 292 – 305

Kabat-Zinn, J. (2006): Gesund durch Meditation. 9. Aufl. S. Fischer, Frankfurt (Main)

Kachler, R. (2020): Meine Trauer wird dich finden – Ein neuer Ansatz für die Trauerarbeit. Verfügbar unter: https://www.kachler-roland.de/Trauerbegleitung-und-Trauertherapie, 04.11.2020

Kachler, R. (2019): Hypnosystemische Trauerbegleitung: Ein Leitfaden für die Praxis. 5. Aufl. Carl Auer, Heidelberg

Kachler, R., Majer-Kachler, C. (2013): Gemeinsam trauern – gemeinsam weiter lieben. Das Paarbuch für trauernde Eltern. Kreuz, Freiburg i. Br.

Kast, V. (2013): Trauern. Phasen und Chancen des psychischen Prozesses. 4. Aufl. Kreuz, Freiburg i. Br.

Kersting, A. (2012): Schwangerschaftsabbruch aus medizinischer Indikation. In: Weidner, K., Rauchfuß, M., Neises, M. (Hrsg.): Leitfaden Psychosomatische Frauenheilkunde. Deutscher Ärzteverlag, 337 – 342

Kersting, A., Kroker, K., Schlicht, S., Baust, K., Wagner, B. (2011): Efficacy of Cognitive Behavioral Internet-Based Therapy in Parents After the Loss of a Child During Pregnancy: Pilot Data from a Randomized Controlled Trial. Archives of Women's mental Health 14(6), 465 – 477

Kersting, A., Wagner, B. (2012): Complicated Grief After Perinatal Loss. Dialogues in clinical Neuroscience 14(2), 187 – 194

Kowalcek, I. (2012a): Betreuung bei auffälliger Pränataldiagnostik. In: Weidner, K., Rauchfuß, M., Neises, M. (Hrsg.): Leitfaden Psychosomatische Frauenheilkunde. Deutscher Ärzteverlag, 329 – 333

Kowalcek, I. (2012b): Betreuung nach perinatalem Kindstod. In: Weidner, K., Rauchfuß M., Neises, M. (Hrsg.): Leitfaden Psychosomatische Frauenheilkunde. Deutscher Ärzteverlag, 334 – 337

Lake, M. F., Johnson, T. M., Murphy, J., Knuppel, R. A. (1987): Evaluation of a Perinatal Grief Support Team. American Journal of Obstetrics and Gynecology 157(5), 1203 – 1206

Lammer, K. (2014): Trauer verstehen. 4. Aufl. Springer, Berlin/Heidelberg

Lamprecht, K., Hammel, S., Hürzeler, A., Niedermann, M. (2019): Wie das Kokodil zum Fliegen kam. 120 Geschichten, die das Leben verändern. 3. Aufl. Ernst Reinhardt, München

Langlotz-Weis, M. (2020): Körperorientierte Verhaltenstherapie. 2. Aufl. Ernst Reinhardt, München

Li, J., Laursen, T. M., Precht, D. H., Olsen, J., Mortensen, P. B. (2005): Hospitalization for Mental Illness Among Parents After the Death Of a Child. New England Journal of Medicine 352(12), 1190 – 1196

Lilford, R. J., Stratton, P., Godsil, S., Prasad, A. (1994): A Randomised Trial of Routine Versus Selective Counselling in Perinatal Bereavement from Congenital Disease. BJOG: An International Journal of Obstetrics & Gynaecology 101(4), 291 – 296

Lin, S. X., Lasker, J. N. (1996): Patterns of Grief Reaction After Pregnancy Loss. American Journal of Orthopsychiatry 66(2), 262 – 271

Linehan, M. M. (1993): Cognitive-Behavioral Treatment of Borderline Personality Disorder. Guilford Publications, New York City

Lothrop, H. (2016): Gute Hoffnung, jähes Ende. Fehlgeburt, Totgeburt und Verluste in der frühen Lebenszeit. 3. Aufl. Kösel, München

Mania, G., Albert, U., Bogetto, F., Vaschetto, P, Ravizza, L. (1999): Recent Life Events and Obsessive-Compulsive Disorder (OCD): The Role of Pregnancy/Delivery. Psychiatry Research 89, 49–58

Martini, J., Weidner, K., Hoyer, J. (2008): Angststörungen in der Schwangerschaft und nach der Geburt. Psychosomatische Konsiliarpsychiatrie 2, 207–215

Masaracchia, R., Wolter, H. (2014): Lilly ist ein Sternenkind. Das Kindersachbuch zum Thema verwaiste Geschwister. 3. Aufl. edition riedenburg, Salzburg

Möhler, E. (2013): Eltern-Säuglings-Psychotherapie. Ernst Reinhardt

Moody, R. A. (2019): Leben nach dem Tod. Die Erforschung einer unerklärlichen Erfahrung. Rowohlt, Hamburg

Münch, U. (2020):. Anhaltende Trauer. Wenn Verluste auf Dauer zur Belastung werden. Vandenhoeck & Ruprecht, Göttingen

Neugebauer, R., Kline, J., Bleiberg, K., Baxi, L., Markowitz, J. C., Rosing, M., Levin, B., Keith, J. (2007): Preliminary Open Trial of Interpersonal Counseling for Subsyndromal Depression Following Miscarriage. Depression and Anxiety 24(3), 219–222

Neimeyer, R. A., Currier, J. M. (2009): Grief Therapy: Evidence of Efficacy and Emerging Directions. Current Directions in Psychological Science 18(6), 352–356

Neurologen und Psychiater im Netz (2020): Posttraumatische Belastungsstörung – Risikofaktoren. Verfügbar unter: https://www.neurologen-und-psychiater-im-netz.org/psychiatrie-psychosomatik-psychotherapie/stoerungen-erkrankungen/posttraumatische-belastungsstoerung-ptbs/risikofaktoren/, 04.11.2020

Noyon, A., Heidenreich, T. (2012): Existenzielle Perspektiven in Psychotherapie und Beratung. Beltz, Wienheim

Ofir, K., Kalter, A., Moran, O., Sivan, E., Schiff, E., Simchen, M. J. (2013): Subsequent Pregnancy After Stillbirth: Obstetrical and Medical Eisks. Journal of Perinatal Medicine 41(5), 543–548

O'Leary, J. M. (2004): Grief and Its Impact on Prenatal Attachment in the Subsequent Pregnancy. Archives of Women's Mental Health 7,7–18

O'Leary, J. M., Henke, L. (2017): Therapeutic Educational Support for Families Pregnant After Loss (PAL): A Continued Bond/Attachment Perspective. Psychotherapy 54(4), 386–393

O'Leary, J. M., Thorwick, C. (2006): Fathers' Perspectives During Pregnancy, Postperinatal Loss. Journal of Obstetric, Gynecologic & Neonatal Nursing 35(1), 78–86

Prigerson, H. G., Horowitz, M. J., Jacobs, S. C., Parkes, C. M., Aslan, M., Goodkin, K., Raphael, B., Marwit, S. J., Wortman, C., Robert A. Neimeyer, Bonanno, G., Block, S. D., Kissane, D., Boelen, P., Maercker, A., Litz, B. T., Johnson, J. G., First, M. B., Maciejewski, P. K. (2009): Prolonged Grief Disorder: Psychometric Validation of Criteria Proposed for DSM-V and ICD-11. PLOS Medicine 6(8)

Reddemann, L. (2017): Imagination als heilsame Kraft. 5. Aufl. Klett-Cotta, Stuttgart

Resick, P. A., Monson, C.M., Chard, K. M. (2008): Cognitive Processing Therapy: Veteran/military version. Department of Veterans' Affairs, Washington DC (Deutsch: Resick, P. A., Karl, R., Rosner, R. (2012): Posttraumatische Belastungsstörung: Ein Manual zur Cognitive Processing Therapy. Hogrefe, Göttingen)

Regan, A. K., Gissler, M., Magnus, M. C., Håberg, S. E., Ball, S., Malacova, E., Nassar, N., Leonard, H., Pereira, G. (2019): Association Between Interpregnancy Interval and Adverse Birth Outcomes in Women with a Previous Stillbirth: an International Cohort Study. The Lancet 393(10180), 1527–1535

Riecher-Rössler, A., Rohde, A. (Hrsg.)(2001): Psychische Erkrankungen bei Frauen: für eine geschlechtersensible Psychiatrie und Psychotherapie. Karger, Basel

Robson, S., Thompson, J., Ellwood, D. (2006): Obstetric Management of the Next Pregnancy After an Unexplained Stillbirth: an Anonymous Postal Survey of Australian Obstetricians. Australian and New Zealand Journal of Obstetrics and Gynaecology 46(4), 278–281

Rohde, A., Dorn, A. (2007): Gynäkologische Psychosomatik Und Gynäkopsychiatrie: Das Lehrbuch. Schattauer, Stuttgart

Rohde, A., Schaefer, C. (2015): Psychopharmakotherapie in Schwangerschaft und Stillzeit: Arzneisicherheit, Beratung, Entscheidungsfindung. 5. Aufl. Georg Thieme, Stuttgart

Senf, B., Eggert, L. (2014): Entwicklungspsychologische Aspekte in der Arbeit mit trauernden Kindern. In: Röseberg, F., Müller, M. (Hrsg.): Handbuch Kindertrauer: Die Begleitung von Kindern, Jugendlichen und ihren Familien. Vandenhoeck & Ruprecht, Göttingen, 17–24

Shear, K., Frank, E., Houch, P. R., Reynolds, C. F. (2005): Treatment of Complicated Grief: A Randomized Controlled Trial. Journal of the American Medical Association 293, 2601–2608

Shreffler, K. M., Hill, P. W., Cacciatore, J. (2012): Exploring the Increased Odds of Divorce Following Miscarriage or Stillbirth. Journal of Divorce & Remarriage 53(2), 91–107

Statistisches Bundesamt (Stand: 13.07.2020). Gestorbene Säuglinge nach der Lebensdauer. Verfügbar unter: https://www.destatis.de/DE/Themen/Gesellschaft-Umwelt/Bevoelkerung/Geburten/Tabellen/saeuglingssterblichkeit.html, 09.09.2020

Statistisches Bundesamt (Stand: 13.07.2020). Lebendgeborene und Gestorbene. Verfügbar unter: https://www.destatis.de/DE/Themen/Gesellschaft-Umwelt/Bevoelkerung/Geburten/Tabellen/lebendgeborene-gestorbene.html, 09.09.2020

Stein, A. (2015): Neun von zehn Paaren lassen bei Trisomie abtreiben. Verfügbar unter: https://www.welt.de/gesundheit/article138186630/Neun-von-zehn-Paaren-lassen-bei-Trisomie-abtreiben.html, 10.12.2020

Stray-Pedersen, B., Stray-Pedersen, S. (1984): Etiologic Factors and Subsequent Reproductive Performance in 195 Couples with a Prior History of Habitual Abortion. American Journal of Obstetrics and Gynecology 148(2), 140–146

Stroebe, M. S., Schut, H. A. W. (1999): The Dual Process Model of Coping With Bereavement: Rationale and Description. Death Studies 23(3), 197–224

Swanson, K. M., Chen, H. T., Graham, J. C., Wojnar, D. M., Petras, A. (2009): Resolution of Depression and Grief During the First Year After Miscarriage: A Randomized Controlled Clinical Trial of Couples-focused Interventions. Journal of Women's Health 18(8), 1245–1257

Tedeschi, R.G., Calhoun, L.G. (1996): The Posttraumatic Growth Inventory: Measuring the Positive Legacy of Trauma. Journal of traumatic Stress 9(3), 455–471

Thieleman, K., Cacciatore, J. (2014): Witness to Suffering: Mindfulness and Compassion Fatigue Among Traumatic Bereavement Volunteers and Professionals. Social Work 59(1), 34–41

Thieleman, K., Cacciatore, J., Hill, P. W. (2014): Traumatic Bereavement and Mindfulness: A Preliminary Study of Mental Health Outcomes Using the ATTEND Model. Clinical Social Work Journal 42(3), 260–268

Van den Berg, G. J., Lundborg, P., Vikström, J. (2017): The Economics of Grief. The Economic Journal 127(604), 1794–1832

Varga von Kibéd, M., Sparrer, I. (2018): Ganz im Gegenteil. Tetralemmaarbeit und andere Grundformen Systemischer Strukturaufstellungen – für Querdenker und solche, die es werden wollen. 10. Aufl. Carl Auer, Heidelberg

Von Stülpnagel, F. (2009): Ohne dich. Hilfe für Tage, an denen die Trauer besonders schmerzt. Kösel, München

Wagner, B. (2013): Komplizierte Trauer. Springer, Berlin

Wagner, B. (2016): Wann ist Trauer eine psychische Erkrankung? Trauer als diagnostisches Kriterium in der ICD-11 und im DSM-5. Psychotherapeuten Journal 3, 250–255

Wagner, B., Knaevelsrud, C., Maercker, A. (2006): Internet-Based Cognitive-Behavioral Therapy for Complicated Grief: a Randomized Controlled Trial. Death studies 30(5), 429-453

Weiss, R. (2001): Grief, Bonds and Relationships. In: Stroebe, M., Hansson, R. O., Stroebe, W., Schut, H. (Hrsg.), Handbook of Bereavement Research. American Psychological Association, Washington D. C., 47–62

Wengenroth, M. (2017): Therapie-Tools Akzeptanz- und Commitmenttherapie (ACT): Mit E Book inside und Arbeitsmaterial. 2., aktualisierte und erweiterte Aufl. Beltz, Weinheim

Werner, E. E. (2013): What Can We Learn About Resilience From Large-Scale Longitudinal Studies? In: Goldstein, S., Brooks, R. B. (Hrsg.): Handbook of resilience in children. Springer, 87–102

Wolter, H. (2010): Meine Folgeschwangerschaft. edition riedenburg, Salzburg

Wortmann-Fleischer, S., Downing, G., Hornstein, C. (2016): Postpartale psychische Störungen: Ein interaktionszentrierter Therapieleitfaden. Kohlhammer, Stuttgart

Yalom, I. D. (2009): In die Sonne schauen: wie man die Angst vor dem Tod überwindet. btb, München

Yalom, I. D. (2010): Existentielle Psychotherapie. 5. Aufl. EHP Andreas Kohlhage, Gevelsberg

Sachregister

S

T

U

V

W

Leseprobe

Leseprobe aus

Hildegard Wörz-Strauß: Und was kommt danach?

Der unfassbare Tod

„Unser Dasein ist ein einzigartiges, nie wirklich verstehbares Wunder". Das bleibt für mich auch wahr angesichts des Todes dieser kleinen Menschenwesen, die noch nie einen eigenen Schritt getan, noch nie die Sonne, Blumen oder das Gesicht ihrer Eltern gesehen und noch nie ein eigenes Wort gesprochen haben. Für sie fallen Geboren- und Begrabenwerden zeitlich fast zusammen.

Zwar ist der Tod immer gegenwärtig – das wissen wir, wenn wir mit offenen Augen durch die Welt gehen. In den Nachrichten erfahren wir, dass täglich auch Kinder durch Kriege, Hunger, Unfälle und Krankheiten sterben, und meist erschrecken wir uns darüber. Hin und wieder hören wir von „glücklosen Schwangerschaften", von Fehl- oder Totgeburten, von plötzlichem Kindstod, und vielleicht spüren wir ein mitfühlendes Bedauern. Doch letztlich bleibt der Tod uns fremd, solange er noch keine Lücke in unser eigenes Leben gerissen hat und sich das Fehlen des verstorbenen Menschen nicht auf unseren persönlichen Alltag auswirkt. Daraus entsteht oft eine Fremdheit, ein Unverständnis in den Beziehungen zwischen den Trauernden und „den anderen".

Beispiel

Schon bald, nachdem ich in der Klinik zu arbeiten begonnen hatte, wurde ich zu einer Frau gerufen, die in der 20. Schwangerschaftswoche (SSW) ihr Kind tot geboren hatte. Als ich abends zu ihr ins Zimmer kam, ließ sie mir nur so viel Zeit, dass ich mich kurz vorstelllen konnte. Bevor ich einen weiteren Satz sagen konnte, fragte sie mich: „Haben Sie so etwas auch schon mal erlebt?" In dieser Situation war ich froh über meine eigene Erfahrung. Vermutlich hätte ich gleich wieder gehen können, wenn ich hätte „Nein" sagen müssen. Für sie war klar, dass nur jemand mit einer vergleichbaren Erfahrung wirkliches Verständnis haben kann.

Solange wir nicht selbst erlebt haben, wie es ist, einen Elternteil, eine Schwester, einen Bruder oder ein eigenes Kind zu verlieren, können wir nicht wissen, wie es sich anfühlt, und uns nur sehr begrenzt vorstellen, was es tatsächlich bedeutet. Je näher der Tod aber an uns heranrückt, je näher wir uns mit der verstorbenen Person verbunden fühlen, umso deutlicher spüren wir, welche Bedeutung deren Tod für unser Leben hat.

Beispiel

Ein verwaister Vater sagte einmal: „Vor kurzem noch, wenn ich so etwas gehört habe, habe ich gedacht: ‚Oh, das muss ja schlimm sein!' Aber wenn ich es heute höre, trifft es mich ganz anders. Nun weiß ich, wie sich das anfühlt."

Zu Beginn meiner ersten Schwangerschaft erhielt ich die Nachricht, dass das Kind eines befreundeten Paares schwer erkrankt war und beinahe gestorben wäre. Das machte mich sehr betroffen. Ein paar Monate später starb in dem Dorf, in dem wir wohnten, ein Kind kurz vor dem Entbindungstermin. Wieder war ich sehr bedrückt. Die Wucht aber, mit der mich der Tod unseres eigenen Kindes traf, war überhaupt nicht mit meiner damaligen Betroffenheit zu vergleichen.

Je realer die verstorbene Person für uns ist, je konkreter die Erfahrungen und Erinnerungen sind, die wir mit der verstorbenen Person verbinden, umso realer ist für uns auch ihr Fehlen, umso mehr spüren wir den Verlustschmerz oder können die Trauer eines anderen nachvollziehen.

Doch bei einem Tod während der Schwangerschaft besitzt das kleine sterbende Menschenwesen für die meisten Menschen noch keine Realität. Zwar haben vielleicht Familienangehörige die Nachricht vom „Zuwachs in der Familie“ erhalten oder bei der Arbeit wurde eine Kollegin eventuell als Schwangere wahrgenommen, doch niemand hat das Kind gesehen oder als eigenständige Persönlichkeit erfahren. Da das werdende Kind selbst für sie noch nicht „wirklich“ ist, können sie die Bedeutung seines Todes nur schwer nachvollziehen (Lothrop 2001); er bleibt für sie ungreifbar. Darum können viele Menschen nicht verstehen, wie radikal diese Erfahrung Müttern und Vätern den Boden unter den Füßen wegziehen und wie schwierig und langwierig es sein kann, sich wieder zu stabilisieren. Wenn sich ein Baby ankündigt, verändern die Eltern ihre innere Welt und stellen sich innerlich auf den Nachwuchs ein. Mit seinem Tod aber zerbricht diese neue, bereits begonnene Welt (Verwaiste Eltern e.V. 2000). Doch für die Außenstehenden hat sich noch nichts verändert, das jetzt zerbrechen könnte.

Beispiel

Eine trauernde Mutter klagt: „Vor der Schwangerschaft waren wir zu zweit. Während der Schwangerschaft sahen alle Leute auch einfach uns beide – mich halt mit dickem Bauch. Nach dem Tod unseres kleinen Sohnes sind wir jetzt auch weiterhin zu zweit unterwegs. Für die Leute hat sich äußerlich nichts verändert, aber unsere Welt ist nicht mehr die gleiche.“

Der frühkindliche Tod ist deshalb so unbegreiflich, weil er unserem Lebensverständnis, unseren Hoffnungen,

Wünschen und Vorstellungen fundamental widerspricht. Normalerweise gehen wir von der Selbstverständlichkeit aus: „Bei der Geburt hat man das ganze Leben noch vor sich und erst als alter Mensch den Tod." Und auch wenn es schmerzen mag, finden wir es „in Ordnung", wenn ein Mensch in hohem Alter, vielleicht sogar gebrechlich oder krank, nach einem erfüllten Leben dahinscheidet. Dass aber ein Mensch sein Leben gerade erst beginnt und bereits sterben muss, bevor oder während er geboren wird, dass diesem kleinen Wesen sein ganzes Leben einfach so weggenommen wird, erleben wir als beson-ders ungerecht und sinnlos – ja, als Bedrohung unseres Lebensverständnisses, Sicherheitsbedürfnisses und unseres Vertrauens ins Leben. Das kann doch nicht „in Ordnung" sein. Was ist das für eine „Lebensordnung"? (Kast 2002)

Beispiel

Als wir die Diagnose erhielten, dass unser Kind voraussichtlich die Geburt nicht überleben wird, dachte ich oft: „Für alle, die mich jetzt hochschwanger mit meinem dicken Bauch sehen, bin ich ein Inbegriff des Lebens, aber in Wirklichkeit trage ich den Tod in mir."
„Daheim hatten wir den Stubenwagen und das ganze Kinderzimmer schon für unser Kind hergerichtet. Es wollte nicht in meinen Kopf, dass unser Kind dort nicht liegen sollte! Es war einfach verrückt zu denken, dass ich es auf dem Friedhof in die kalte Erde legen soll."

Das schmerzliche Ende der Schwangerschaft

Die Umstände, unter denen eine Schwangerschaft „glücklos endet", sind sehr verschieden (Lothrop 2001). Manche Eltern müssen schon während der Schwangerschaft erleben, dass das Kind im Mutterleib tot ist und deshalb die Schwangerschaft beendet werden muss.

Auch kommt es vor, dass die Geburt durch Blutungen, vorzeitige Wehen oder einen Blasensprung viel zu früh einsetzt und trotz aller Bemühungen nicht mehr aufzuhalten ist. Manchmal geschieht es auch, dass ein gefährdetes Kind trotz vollem medizinischen Einsatz (z.B. Notkaiserschnitt) und bester Intensivversorgung nicht mehr zu retten ist. Und einige Eltern entscheiden sich aufgrund schwerwiegender Gründe für einen Abbruch der Schwangerschaft.

Bei einer Eileiterschwangerschaft – wenn sich die befruchtete Eizelle versehentlich nicht in der Gebärmutter, sondern bereits im Eileiter eingenistet hat – muss der sich entwickelnde Embryo zum Schutz der Frau operativ entfernt werden. Bei einer Fehlgeburt oder einem Abbruch der Schwangerschaft bis zur 13./14. Schwangerschaftswoche (SSW) wird durch eine Ausschabung (Kürettage) oder durch eine Absaugung der Embryo mit Futtersack und Gebärmutterschleimhaut in einer kurzen Vollnarkose aus der Gebärmutter geholt. Wird der Tod des Kindes erst nach der 12./13. Schwangerschaftswoche festgestellt oder soll dann erst die Schwangerschaft abgebrochen werden, wird mit der Gabe von Medikamenten eine normale Geburt eingeleitet. Wiegt das Kind dabei weniger als 500 Gramm, spricht man in diesem Fall auch manchmal von einer „kleinen Geburt“. Von der ersten Medikamentengabe bis zur Geburt kann es einige Stunden, aber auch einige Tage dauern. Für die Geburt selbst wird den Frauen in der Regel eine lokale Narkose über das Rückenmark (PDA, Peridural-Anästhesie) angeboten, damit sie nicht das gesamte Ausmaß der Geburtsschmerzen spüren müssen. Ist das Kind oder die Mutter gefährdet, macht man etwa ab der 23./24. Schwangerschaftswoche einen Notkaiserschnitt in der Hoffnung, beide noch retten zu können.